养好脾胃
孩子不积食不生病

李爱科 —————— 主编

北京市健宫医院儿科主任
北京东城中医医院儿科主任、副主任医师

中国纺织出版社

图书在版编目（CIP）数据

养好脾胃 孩子不积食 不生病/李爱科主编 . --
北京：中国纺织出版社，2019.10（2024.4重印）
ISBN 978-7-5180-5952-2

Ⅰ . ①养… Ⅱ . ①李… Ⅲ . ①儿童－健脾－养生（中
医）②儿童－益胃－养生（中医） Ⅳ . ① R256.3

中国版本图书馆 CIP 数据核字（2019）第 029170 号

主　编　李爱科
编委会　李爱科　石艳芳　张　伟　石　沛　赵永利　姚　莹
　　　　王艳清　杨　丹　余　梅　李　迪　熊　珊

责任编辑：傅保娣　　责任校对：韩雪丽　　责任印制：王艳丽

中国纺织出版社出版发行
地址：北京市朝阳区百子湾东里 A407 号楼　邮政编码：100124
销售电话：010 － 67004422　传真：010 － 87155801
http://www.c-textilep.com
E-mail:faxing@c-textilep.com
中国纺织出版社天猫旗舰店
官方微博 http://weibo.com/2119887771
天津千鹤文化传播有限公司印刷　各地新华书店经销
2019 年 10 月第 1 版　　2024 年 4 月第 2 次印刷
开本：710×1000　1/16　印张：12
字数：174 千字　定价：55.00 元

凡购本书，如有缺页、倒页、脱页，由本社图书营销中心调换

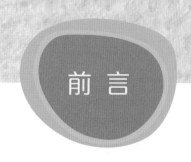

前 言

脾胃是人体重要的器官，具有举足轻重的作用。中医认为，脾胃为后天之本、气血生化之源。脾胃强健，消化吸收功能就好；脾胃虚弱，运化水谷的能力就会变差。

小儿脾常不足，脾胃属于孩子健康方面的"短板"，因为孩子要生长发育，需要摄取很多营养，而负责消化吸收的脾脏还没有发育好，如果在喂养、护理方面不注意，孩子很容易就会出现积食、厌食、腹泻、便秘等病症。

中医认为，肺与脾金土相生，小儿肺尤娇，脾胃功能不好，还会连累肺。临床上经常出现孩子因脾虚积食引发感冒、咳嗽等情形，这就需要脾肺同治、培土生金。

中医儿科学家钱乙依据《黄帝内经》中的藏象学说，提出：只要守护好孩子的脾和肺，孩子基本上不会得什么病。临床实践也证明，孩子经常出现的疾病，大多都能从脾和肺中得到论治。

"为人父母者，不知医者为不慈"，父母是孩子最好的家庭医生，只有孩子的爸爸妈妈了解一些医学知识，明白孩子的生理、病理特征，才能在生活中呵护孩子健康成长。

该书以通俗的语言为家长讲解中医育儿知识，介绍一些孩子常见脾胃病的家庭护理方法，内容涵盖经典食疗方、特效穴位推拿、小药包外治贴敷等，希望让孩子少生病，或者孩子有了小病小痛能够在家调理，令家长更省心。

只要家长多一分细心，孩子就多一分安宁和健康；悉心调好孩子的脾和胃，孩子从小到大就会少生病。最后希望这本书能给家长和孩子送去福音！

李爱科

2019 年 1 月 6 日

目录

CONTENTS

第1章 孩子脾常不足，不生病就要健脾胃

第2章 养好脾胃，帮孩子改掉厌食、挑食习惯

孩子积食不消化，脾胃虚弱是病根

脾胃运化功能差，孩子就会便秘

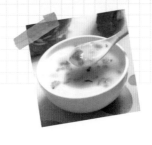
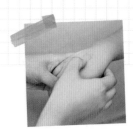

 第5章 脾胃受凉、受热，孩子都会拉肚子

第6章 儿科医生最怕治肚子痛

第7章 孩子常感冒、咳嗽，脾肺同治效果好

第8章 孩子发热很常见，从脾胃调理立竿见影

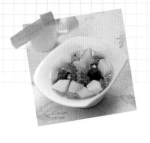
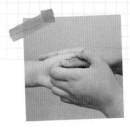

第 9 章   常见的食物，可用于孩子补脾胃

第*10*章 按按捏捏不生病，推拿健脾胜过吃药

第*11*章 忧虑过多伤脾胃，养脾需要好心情

孩子四季顺时养脾胃方案

春季
健脾胃 清肝火

春天万物复苏，孩子体内的阳气开始生发，肝火也会变旺，容易损伤脾胃。所以，春天养护孩子要健脾胃、清肝火。

特效食材

山药
补益脾胃，生津益肺

南瓜
补中益气，健脾养胃

绿豆
清肝火，护脾胃

大枣
补脾胃，强体质

食谱推荐

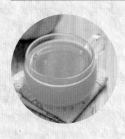
南瓜汁
健脾，明目

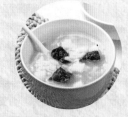
红枣山药粥
益智安神，
健脾胃

简易推拿

补脾经
用拇指指腹从孩子拇指指尖向指根方向直推 100 次。

清肝经
用拇指指腹从孩子食指指根向指尖方向直推 100 次。

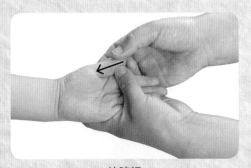
补脾经

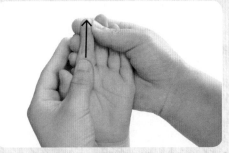
清肝经

夏季
祛湿气 消暑热

夏季天气炎热，孩子容易出现全身乏力、食欲下降，还容易中暑，这多是湿邪困脾导致的。因此，夏季护理孩子，应该以健脾祛湿、消暑热为主。

特效食材

薏米
健脾益胃，利湿

莲藕
健脾止泻，增进食欲

冬瓜
解暑祛湿

扁豆
化湿，调补脾胃

食谱推荐

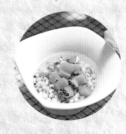

猕猴桃薏米粥
健脾除湿，
提高免疫力

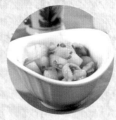

虾仁烩冬瓜
祛脾湿，防中暑

简易推拿

清胃经
用一手的拇指指腹从孩子大鱼际外侧缘掌根处，直推向拇指根 100 次。

揉脾俞
用拇指指腹按揉孩子脾俞穴（位于背部，第 11 胸椎棘突下，旁开 1.5 寸）50 次。

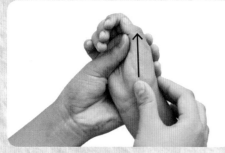

清胃经

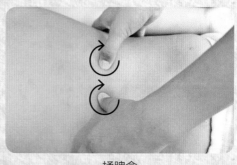

揉脾俞

秋季
养脾肺 防秋燥

秋季天气转凉，孩子的食欲也逐渐旺盛起来，使得脾胃负担加重，容易引起消化不良、腹胀、便秘等消化系统症状。另外，秋季干燥的气候容易使孩子的肺受伤。所以，秋季不仅要养脾，还要润肺。

特效食材

红薯
补脾暖胃，润肠通便

梨
滋阴润肺，防秋燥

莲子
补脾益胃，止泻去热

圆白菜
生津止渴，保护胃黏膜

食谱推荐

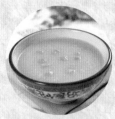
红薯玉米面粥
健脾胃，防便秘

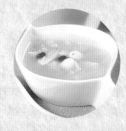
雪梨百合莲子汤
滋阴润肺

简易推拿

捏脊

让孩子趴在床上，用拇指指腹与食指、中指指腹对合，自下而上提捏孩子脊旁1.5寸处。捏脊通常捏3~5遍，每捏三下将背脊皮肤提一下，称为捏三提一法。

补肺经

用拇指指腹从孩子无名指指尖向指根方向直推100次。

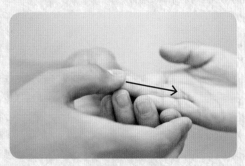

捏脊　　　　　　　　　　　补肺经

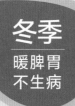

冬季
暖脾胃
不生病

冬季天气寒冷，孩子脾胃最需要暖养，否则脾胃受凉，就容易发生腹痛、腹泻。

特效食材

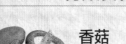

香菇
健脾暖胃，促进食欲

牛肉
暖脾胃，帮助消化

黄豆
养护脾胃，补益肾精

胡萝卜
补中健胃，补肾气

食谱推荐

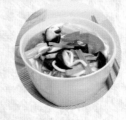

香菇胡萝卜面
养脾胃，
提高免疫力

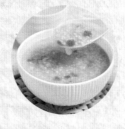

牛肉小米粥
补气血，
暖体御寒

简易推拿

摩神阙
用指或掌摩神阙穴（即肚脐）5分钟。

补肾经
用拇指指腹从孩子小指尖向指根方向直推肾经50次。

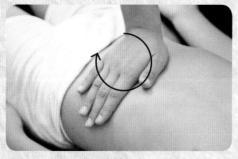

摩神阙

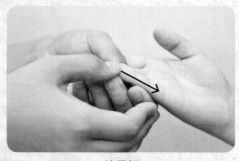

补肾经

第1章

孩子脾常不足，
不生病就要健脾胃

脾胃强大，
孩子的抗病能力才强大

一个人小的时候，脾胃功能的好坏会影响他一生的健康。中医认为，肾为先天之本，脾为后天之本。先天充足需要靠父母的给予，一出生就已经决定了。而后天的养护有赖于脾对营养物质的吸收、运输和代谢。因此，脾为气血生化之源，为后天之本。孩子生长发育好不好，抗病能力强不强，能不能长得高，都和脾的功能密切相关。

脾的运化功能好，孩子消化好、吃饭香

中医认为，脾主运化，通常表现在运化水谷精微和运化水湿两个方面。

水谷精微通常是指食物中的营养物质。孩子吃的食物，在脾的作用下消化、吸收，再输布到全身。如果脾功能好，孩子就会吃饭香、消化好，身体也健壮。相反，如果脾功能不佳，无论摄入多少有营养的食物，孩子也消化不掉，身体自然虚弱。

运化水湿指的是脾参与水液代谢。如果脾虚，水湿运化功能失常，孩子就会患许多病症，比如水湿停滞在肺，就会咳喘；停在肠道，就会腹泻，还会影响生长发育。

脾摄血、生血能力强，孩子气血充沛长得高

中医认为，脾主统血，指的是脾有摄血、生血的作用。一方面，脾能够统摄和控制血液在血管中正常运行，防止血液溢于脉外；另一方面，脾能够化生血液，也就是将食物中的营养物质转化为血液。如果孩子脾虚，必定会血虚，血虚就会导致孩子体格、智力发育缓慢。

孩子肌肉结实，脾功劳最大

中医认为，脾主一身之肌肉。孩子的体格发育，离不开脾的呵护。脾气充沛，营养来源就充足，孩子肌肉结实，身体壮。相反，脾虚的孩子营养来源不足，肌肉消瘦，易出现四肢乏力。

脾与味觉关系密切

"脾开窍于口"，孩子脾功能正常，则味觉正常，吃什么都有味，吃饭香，身体就好。而脾功能失常，味觉也会发生变化，吃什么都没味，孩子身体也会不好。

孩子脾胃很娇气，最容易受伤害

孩子很少有心肝之火等问题，造成孩子生病的原因通常有两条：吃撑了或冻着了。孩子生病最常见的是：咳嗽、发热、积食。只要保证脾胃的健康，基本就能解决孩子常见的多种病症。

小儿脾常不足

脾为人体气血生化之源，脾不好，吃到肚子里的食物不能转化为气、血输送到全身各处，各个脏器的功能就不能正常运转。

明代医书《幼科发挥》中说："小儿脾常不足，尤当调理，调理之法，不专在医，节饮食，慎医药，使脾胃无伤，则根本固矣。"意思是说，孩子的脾通常比较虚弱，是应该着重调理的，调理的方法不完全依赖于医生，应该调节孩子饮食，谨慎用药，使脾胃不受伤害，才能使脾胃强大。并得出结论说，"调理脾胃者，医中之王道"。因此，家长一定要注意养护孩子的脾胃。

贪吃是孩子的本性。但是，孩子的脾胃功能还没有完善，如果吃太多肥甘厚腻的食物，就容易积食，伤到后天之本——脾胃。

脾胃虚弱了，孩子的营养吸收就会出现问题，个头会比别的孩子矮小，发育会比别的孩子晚，身体状况也没有别的孩子好。

哪些因素会伤孩子的脾胃

因素	表现
外感六淫 （自然界的风、寒、暑、湿、燥、火）	① 风邪容易引起厌食、呕吐、腹胀 ② 寒邪易损脾阳，导致胃寒、呃逆 ③ 暑邪易导致夏天胃口不好 ④ 湿邪阻滞脾气，孩子会出现腹胀、食欲缺乏等症 ⑤ 燥邪耗伤津液，使脾胃失去濡养，导致孩子进食少、大便干燥 ⑥ 火邪为阳邪，其性炎上，易耗气伤津、生风动血，易导致孩子面赤、咽喉红肿、发热
情志失调	忧思伤脾：脾气郁结，就会生病

"小胖墩""豆芽菜",都是孩子脾胃出了问题

为什么现在有不少肥胖或瘦弱的孩子呢?原因是多方面的,主要内因是孩子脾胃虚弱。

胖孩子和瘦孩子的家长,各有各的烦恼

时常听到有家长抱怨:"我家孩子太瘦了,怎么喂也不胖。你看人家的孩子,胖乎乎的,多可爱。"却不知,"小胖墩"的家长也是满腹苦水:"孩子胖,可不结实,身体总闹毛病。而且胖也妨碍运动,长大后也不好看。"

其实,不管是"小胖墩"还是"豆芽菜",都是孩子脾胃不好引起的。

脾胃虚弱,胖孩子和瘦孩子都不健康

瘦弱的孩子,就像"豆芽菜",我们说这种孩子脾胃虚弱,比较好理解。孩子脾胃功能不好,吃进去的食物不能很好地消化吸收,自然不会胖。这种孩子脸色不好,睡眠也不好,身体素质也不会多么好。如果这时不注意调养脾胃,进一步发展就会出现营养不良,也就是中医说的"疳积"。这种孩子就会瘦得很明显,生长发育会受到很大影响。

至于"小胖墩",大家可能觉得这种孩子能吃,为何还是脾胃虚弱呢?因为仅是能吃不行,还要看他吃进去能不能消化。吃得多,不能消化,就会变成虚胖。

顺着脾胃的脾气吃,孩子才能真正健康

怎样做才是对脾胃好呢?关键还是吃对。吃得对就是吃好一日三餐。《黄帝内经》中有"五谷为养,五果为助,五畜为益,五菜为充"的说法,把主食、蔬果、肉蛋奶合理搭配好,不偏食不挑食,适当多吃蔬菜,这就是顺着脾胃的脾气来吃。

平时,可以适当给孩子吃些具有健脾消食作用的食物,如山楂、山药、大枣等。

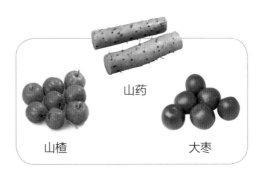

山药

山楂　　　　　大枣

脾与肺是母子，健脾才能养好肺

一般情况下，孩子的常见病主要集中在脾和肺上，把这两脏养护好，孩子的病就少了大半。

脾为土，肺为金，土能生金

清代儿科名著《幼科铁镜》上记载："脾脏属土，土为万物之母，亦是人身之母。"而脾与肺的关系是土生金的关系。脾土不好了，肺金的功能也会跟着变差。脾胃不好的孩子，容易感冒、发热、咳嗽。天气稍微变凉就感冒，气温略一变化就发热。古代行军打仗，经常说"兵马未动，粮草先行"。如果把孩子的身体比作一支军队，那脾胃就是负责"粮草"的押运官，"兵马未动，粮草先行"放在孩子身上就是说，要想让孩子身体棒棒的，就必须先把脾胃调理好。

中医常用补脾的办法养肺

因为小儿脾常虚，脾气虚会使肺气不足，也就是"土不生金"，调理时应该用"培土生金"的办法。适合用补脾的办法养肺，达到少感冒、少得肺病的目的。

山药糯米羹，健脾补肺效果好

山药有健脾养肺、补体虚的功效；糯米可健脾益肺，和胃安神。两者一起煮粥食用，健脾肺效果更好，能增强孩子的免疫力。

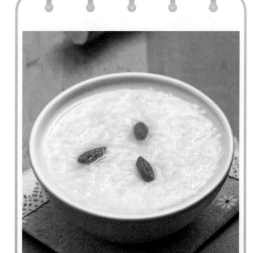

山药糯米羹
健脾补肺

材料： 山药 100 克，糯米 50 克，枸杞子 5 克。

做法：

1. 将山药去皮，洗净，切块；将糯米淘洗干净，放入清水中浸泡 3 小时，然后和山药块一起放入搅拌机中打成汁。
2. 将糯米山药汁和枸杞子一起放入锅中煮成羹即可。

吃黄色、甘味食物，有利于孩子脾胃变强大

按照食物的天然颜色，中医把食物分成了绿、红、黄、白、黑五色。五色食物分别入人体不同的脏腑，具有不同的养生作用，黄色食物入脾胃，有健脾益胃的功效。食物在味道上存在一定差别，具有酸、苦、甘、辛、咸五味，甘味食物入脾。适当让孩子多吃黄色、甘味食物，有利于孩子的脾胃变得强大。

黄色食物健脾胃，增强脾气

五行中黄色为土，因此，黄色食物摄入后，其营养物质主要集中在中医所说的中土（脾胃）区域。黄色食物能增强孩子脾之气，促进和调节新陈代谢，因此可以让孩子时常食用南瓜、红薯、木瓜等。

甘味食物养脾，帮助脾胃运化

中医所说的甘味，不仅指甜，还包括淡味，如大米、小米、白面等就属"淡味"。甘味食物具有滋养、补脾、缓急、润燥等特点，有帮助孩子脾脏运化的作用。苹果、西瓜、红枣等均属于甘味食物。

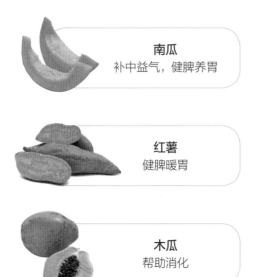

南瓜
补中益气，健脾养胃

红薯
健脾暖胃

木瓜
帮助消化

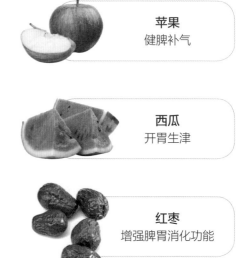

苹果
健脾补气

西瓜
开胃生津

红枣
增强脾胃消化功能

孩子出现这些征兆，可能脾胃有问题了

孩子脾胃不好，经常有一些小信号。从这些小信号中，我们可以及早探知孩子的身体状况，并做出相应的调理措施，以防孩子生病。

面色萎黄

如果孩子面色萎黄，而且没有光泽，则说明孩子脾胃虚弱，不能把水谷精微很好地转化成血液濡养全身，面部失养而呈萎黄。

调理方法 面色萎黄的孩子要注意饮食调养，多吃调理脾胃的食物，如山药、小米、红枣等。

地图舌

中医认为，舌为脾胃之外候，因此地图舌和脾胃有很大关系。出现地图舌的孩子一般会有食欲差、多汗、倦怠、乏力等症状。调理以补脾益气为主。

调理方法 山药50克，小米30克一起煮粥食用，每天1次。

常流口水

孩子流口水，与脾脏运化无力有关。在脾虚的情况下，脾的固摄功能失调，口水不能正常传输，就会发生流口水的现象。如果孩子的口水比较清长，会不由自主地流出来，这大多是体内寒湿引起的，调理应该以温阳、健脾、化湿为主。

调理方法 吴茱萸5克，打成粉，糊在孩子的脚底上，用胶布封好，晚上敷上白天取下来即可。连续贴5~7天，可以温阳散寒。

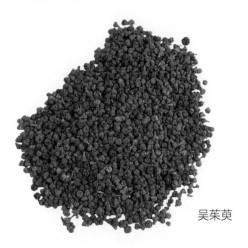
吴茱萸

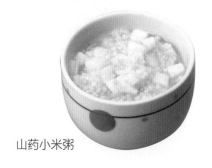
山药小米粥

鼻根部有青筋

鼻根部是指人两眼内眦之间的部位，它是鼻子的起点，中医又称为山根。如果孩子山根处青筋显现，则说明其可能患有积滞或惊风之证。这样的孩子大多有食欲不佳、腹胀、大便不畅、夜睡不安、手脚心热、出汗等症状。

调理方法 揉板门。板门穴位于手掌大鱼际处。用中指指端揉板门100次，可健脾消积，清热镇惊。

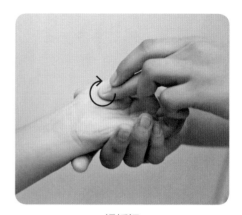

揉板门

肚子咕噜噜乱响

孩子经常肠鸣、腹胀、腹泻、风寒感冒，或者隔几天就会大便稀溏。这通常是肠胃不消化的表现。调理以健脾胃、祛寒邪为主。

调理方法 按揉外劳宫。外劳宫穴位于手背，第二、第三掌骨间，指掌关节后0.5寸凹陷处。每天用拇指端按揉孩子外劳宫穴100～150次。

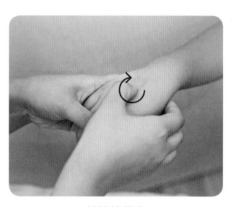

按揉外劳宫

恶心呕吐

孩子恶心呕吐，可能是因为脾胃虚寒、食积胃滞、饮食不洁等而导致的胃失和降、胃气上逆。如果是急性胃炎，除了恶心呕吐还伴有上腹部不适，呕吐后不适症状减轻；如果是慢性胃炎，除了恶心呕吐，还伴有易疲劳、头痛眩晕、记忆力减退、抑郁等症状。

调理方法 鲜紫苏叶5克，大米20克。先用大米煮粥，粥快熟时加入紫苏叶，稍煮即可。

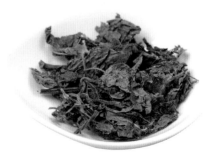

紫苏叶

孩子的生理和病理特点

常言说："为人父母，不知医者为不慈。"呵护孩子身体健康，为人父母不能不了解孩子的生理、病理特点。

脏腑娇嫩，形气未充

孩子的
生理特点之一

脏腑娇嫩。孩子出生之后，脏腑尚未发育完全，就像小禾苗一样，刚刚长出了头，非常"娇嫩"，一有什么风吹草动，便很容易伤到脏腑。

形气未充。孩子的形体与脏腑功能不像成年人那样充实强壮。如果天气突然变化，或者吃得太多，大人可以很好地调节适应，但孩子一不注意，就会生病。

生机蓬勃，发育迅速

孩子的
生理特点之二

唐代儿科专著《颅囟经》中提出，"三岁以内，呼为纯阳。"孩子生机蓬勃、发育迅速，就像"旭日初升""草木欣欣向荣"的样子。

发病容易，传变迅速

孩子脏腑娇嫩，形气未充，所以一旦生病，就容易表现出"发病容易，传变迅速"的病理特点。《温病条辨·解儿难》中说，小儿"邪气之来也，势如奔马；其传变也，急如掣电"。就是说孩子感受邪气发病，就像马奔跑起来那样快；而传变起来，又像闪电一样迅速。总之，很容易发生变化。

脏气清灵，易趋康复

孩子的身体和成人不同，成人经过社会与自然中风风雨雨的多年浸染，身体里多数有了痰湿、湿热、瘀血等垃圾，这些都会影响身体脏气的清灵通达，导致生病后痊愈变慢。而孩子并没受到多种多样的"污染"，元气原本是充足的，脏气也很清灵，所以感受邪气生病后，正气就能够很好地调动起来祛除邪气，从而利于康复。

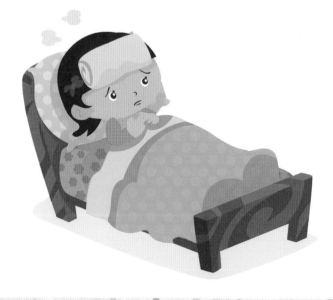

第2章

养好脾胃，
帮孩子改掉厌食、
挑食习惯

脾和胃，与孩子吃饭关系最密切

孩子的吃饭问题是家里的头等大事，为了让孩子好好吃饭，很多家长想尽办法。孩子要想聪明、健壮、个子高，都要以好好吃饭为根本，而挑食、厌食的孩子，不仅经常生病，其身体和智力的发育也会受影响。

脾像一个搬运工

脾负责运化，《黄帝内经》中称其为"仓廪之官""后天之本"。运化就是对那些经过胃初步消化的食物进一步加工成水谷精微，并将这些精微物质运送到全身各脏腑组织中，就像搬运工一样。脾的运化功能可分为两方面。

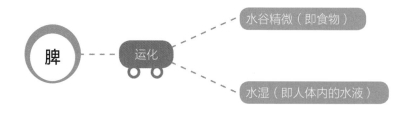

胃像一个大袋子

胃的主要功能是受纳与腐熟水谷。食物入口后，经过食管，被胃容纳，因此胃被称为"太仓""水谷之海"。它就像一个大袋子一样，接纳我们吃进去的食物，然后将这些食物进行初步的分解、消化，形成食糜状态。

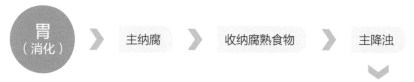

脾胃在功能细分上虽然有所区别，但两者都是负责为人体获取营养的，所以密不可分。脾和胃的一升一降，完成了食物从消化到排泄的过程。

食物经过胃腐熟后，通过胃气通降，下行至小肠，小肠负责泌别清浊，浊者通过胃下注大肠或膀胱，通过大小便排出

孩子厌食、挑食，
往往是父母惯出来的

　　临床上，绝大多数孩子的身体问题，都和饮食不当、脾胃失和有关。正气不足，外邪才会入侵。表面上看是感冒、发热、咳嗽……但根本原因是家长喂养不当。如果家长懂一点中医知识，通过自己对孩子的脾胃进行调理，孩子就不易被疾病盯上。

　　为什么现在胃口不好的孩子这么多呢？主要原因如下。

家长太纵容孩子的吃饭问题

　　端到孩子面前的菜不对孩子胃口，孩子就不好好吃。有的家长就会端着饭碗，追着孩子，一口一口地哄着喂。吃一口饭要花上五六分钟，甚至十分钟时间。最后稍微吃了一点，孩子就跑去玩了。其实这个孩子根本没有正常吃饭。孩子每次都勉强吃半顿饭，但凡吃饱一点，他就去玩了，但很快还会饿，饿了后就吃零食，但是这些零食大多含有添加剂，不是正常饮食。经常这么吃，孩子的脾胃就会受伤。

孩子吃某种单一的食物太多了

　　比如说孩子喜欢吃鸡排，家长就给买好多，孩子就使劲吃。一下吃多了就会造成积食，然后脾胃功能就下降了，这时你再让他吃，他就吃不消了，因为没胃口。

孩子吃不健康的食物太多

　　许多孩子喜欢吃各种零食、喝各种饮料。现在这类食物大多添加了一些人造物质，且其中有些是对人体健康有不良影响的。孩子一旦喜欢上这些食品，可能就会对主食失去兴趣，导致饮食规律紊乱，从而使孩子脾胃受伤。

> ### 专家答疑
>
> **问** 为什么现在婴儿积滞、拉稀便秘的为数不少？
>
> **答** 有的家长觉得孩子能吃是好事，只要孩子肯吃，就使劲地喂；孩子不肯吃，连哄带吓地想办法也要给他喂进去。因此，这几年看到积滞、拉稀便秘的孩子很多，而且年龄越来越小。

分清不同程度、不同类型的厌食

孩子厌食的严重程度各有差异，调理起来侧重点也不同。

脾胃不和型

如果孩子仅仅是食欲缺乏，多吃就觉得肚子胀，但是精神状态很好，大小便也比较正常，那在中医中属于脾胃不和，是较轻的，采取的食疗方法是健脾和胃，很快就能恢复食欲。

饮食调理 小米山药橘皮粥

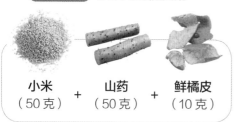

小米
（50克）
+
山药
（50克）
+
鲜橘皮
（10克）

脾胃气虚型

如果孩子除了不爱吃饭，精神也不太好，懒懒的，不爱说话，大便不成形且夹杂未消化的食物，那就属于脾胃气虚证，需要注重健脾益气。

饮食调理 莲藕二米粥

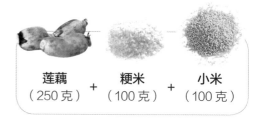

莲藕
（250克）
+
粳米
（100克）
+
小米
（100克）

脾胃阴虚型

如果孩子不爱吃饭，但爱喝水，尤其嗜好冷饮，而且皮肤干燥、便秘、尿黄、舌苔少，那就要考虑脾胃阴虚证，要特别注意滋养胃阴。

饮食调理 白萝卜汁

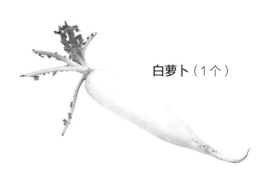

白萝卜（1个）

专家答疑

问 家长如何激发厌食孩子的食欲？

答 饮食要定时定量，保证一日三餐，慎食零食，尤其是吃饭前，最好不要吃零食、喝饮料。在饭菜的制作上，家长要下功夫，在清淡、易消化的基础上，尽量做到色香味俱全，激发孩子的食欲。

山药莲子粥，健脾开胃效果好

当下有不少孩子，时常不好好吃饭，挑肥拣瘦，时间一长就会损伤脾胃，使身体素质变得越来越差，一有天气变化就会生病。改变孩子挑食的习惯，就要从强壮孩子脾胃做起。这除了需要改变孩子之前不好的饮食习惯外，还可以在平时用山药和莲子煮粥给孩子喝。

山药莲子粥，补益脾胃效果佳

山药是药食两用之品，药性平和，不燥不腻，有利于脾胃的消化吸收，还有补肺益肾的作用；莲子跟山药一样，性味也很平和，能够补益脾胃、养心安神。这两味药平补平泻，像人淡然平静的性格。

选择山药时，尽量挑选细长的铁棍山药。在没有新鲜山药的季节，可以买质量较好的山药干。煮粥前，山药干和莲子一起浸泡，然后和淘好的大米一起煮即可。

山药和莲子都有一定的止泻作用，如果孩子经常便秘，这个食疗方法就不适宜经常食用。

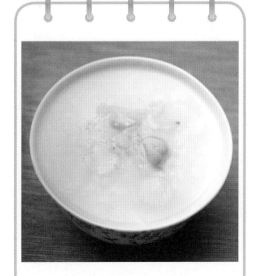

山药莲子粥

补益脾胃

材料： 山药 40 克，莲子 10 克，大米 20 克。

做法：

1. 莲子提前用水浸泡 3 小时。

2. 大米淘洗干净后，放入锅内，加入泡好的莲子。

3. 山药去皮，用清水洗净表面的黏液，切成小块一起放入锅内。

4. 加入 5~6 杯开水，小火煮 2 小时即可。

用法：食用时可以放少量白糖。

功效：健脾和胃，消食化积。

玉米番茄羹，健脾开胃效果佳

孩子最管不住的就是自己的小嘴，嘴巴痛快了，却苦了胃，导致消化不良，所以厌食的孩子很普遍。中医认为，小儿厌食不吃饭，毛病无疑在脾胃。《灵枢·脉度》里说："脾气通于口，脾和则口能知五谷矣"。"脾和"指的就是消化功能好。要让孩子"脾和"，平时不妨给他吃些粗粮类食物。

玉米番茄羹，粗粮搭配蔬菜有助消化

玉米是粗粮，有助于肠胃蠕动，能够促进孩子消化食物；番茄有健脾开胃、生津止渴的功效，常用于小儿食欲不振、口渴等。两者搭配做成羹，健脾、通利肠道的效果更好。

专家答疑

问 为什么说孩子适当吃些粗粮，有利于消化？

答 古时候有人提出"五谷为养"的饮食原则，粗粮含有丰富的不可溶性纤维素，孩子适当吃些粗粮有助于保障消化系统的正常运转。

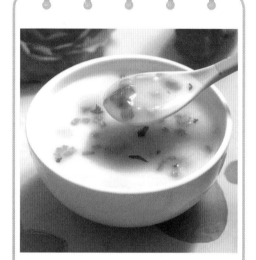

玉米番茄羹

帮助消化

材料： 番茄 50 克，玉米（鲜）30 克，盐 2 克，水淀粉、香菜、奶油各 3 克。

做法：

1. 番茄洗净，去皮切丁；香菜洗净，切末。

2. 锅中加水烧沸，先下入玉米稍煮一下，再倒入番茄丁，续烧至沸。

3. 改小火，将奶油慢慢倒入锅中，调入盐；用水淀粉勾稀芡，盛入汤碗中，撒上香菜即可。

功效： 健脾益胃，调理孩子食欲缺乏、厌食。

挑食、厌食、营养不良，多给孩子捏捏脊

现在我们的生活条件虽然好了，但还是有不少孩子营养不良，面色土黄，而且伴有身体消瘦、头发稀少的特征。这类孩子多有营养不良、厌食、挑食等症状。

面色土黄，厌食偏食在捣乱

中医认为，脾胃是仓廪之官，后天之本，津液气血及精气化生之源。如果孩子脾胃虚弱，对食物的吸收能力降低，就会导致五脏失养、阴阳失衡，久而久之，五脏六腑得不到后天水谷精气的充养，导致气血不足，这时就会面色土黄。面色土黄的孩子多有懒动、偏食、厌食、大便不调等症状，在调理时有两大原则：以健脾益胃为主，兼以消积导滞。

常给孩子捏捏脊，健脾益胃效果好

脊柱上与脊柱旁分别是人体督脉与足太阳膀胱经的所在，按捏脊部可以督一身之气、调理脏腑、疏通经络，对于改善孩子厌食有很好的效果。

方法：让孩子趴在床上，背部保持平直、放松。家长站在孩子后方，两手的中指、无名指和小指握成半拳状。食指半屈，用双手食指中节靠拇指的侧面，抵在孩子的尾骨处；拇指与食指相对，向上捏起皮肤，同时向上捻动。两手交替，沿脊柱两侧自长强穴（肛门后上3~5厘米处）向上边推边捏边做，一直推到大椎穴（颈后平肩的骨突部位），算做捏脊一次。每天5~9次即可。

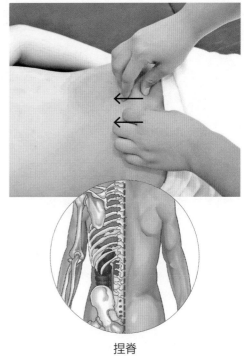

捏脊

补脾经、揉天枢、推四横纹，让孩子不再挑食、厌食

小儿推拿能够调理脾胃，使之正常运转。脾胃功能变正常，孩子一般不会有腹胀、腹痛、胃脘饱胀的现象，就能改善孩子厌食的习惯。

补脾经

【**精准取穴**】拇指桡侧缘指尖到指根成一直线。

【**推拿方法**】用拇指指腹从孩子拇指尖向指根方向直推 100～300 次。

【**功效主治**】补脾经可以健脾和胃，调理孩子因脾虚导致的咳喘。

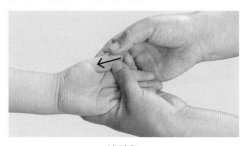

补脾经

揉天枢

【**精准取穴**】脐旁 2 寸，横平脐中，左右各一穴。

【**推拿方法**】用食指或中指揉天枢穴 100～200 次。

【**功效主治**】揉天枢可疏调大肠、理气助消化，主治孩子腹胀、厌食、积食等。

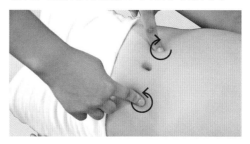

揉天枢

推四横纹

【**精准取穴**】在掌面，食指、中指、无名指、小指的第一指间关节横纹处。

【**推拿方法**】一手持握孩子的手，使四指并拢，另一手拇指从孩子食指横纹处向小指横纹处推 20～50 次。

【**功效主治**】推四横纹可以强健脾胃，预防孩子积食不消化。

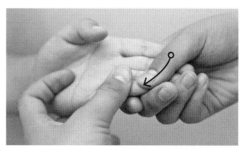

推四横纹

别让"重口味"刺激孩子脾胃

脾胃是孩子很重要的器官，但很多家长认为口味重的食物孩子喜欢吃，能摄取丰富的营养。因此为了让孩子多吃饭，做菜的时候放的油和调料很多，时日一长就提高了孩子的口味，影响了孩子的健康。

"重口味"容易刺激脾

口味来自脾，脾气足才能感受到口味。但口味重了，就会刺激脾。小时候把孩子的口味提高，长大后，他的口味就变重了。一个人长大了喜欢吃什么口味的东西，与小时候父母喂养的习惯有很大关系。

很多家长在做菜的时候，通常会加很多调料，同时放很多油，认为这样做出来的菜味道好、孩子喜欢吃，却不知中医称这为"肥甘厚味"。孩子的脾胃很娇嫩，如果经常给孩子吃口味重的食物，势必会给他的脾胃造成严重刺激。口味提高了，孩子就难以适应甘淡的味道。等到再吃清淡、营养的饮食，他就吃不下去了。

健脾胃之道就是给孩子多吃甘淡的东西

"甘"就是食物里面自有的甜，比如咀嚼米饭或馒头时感觉出来的甜味，如红薯、南瓜的甜，都是嚼的时间长后产生的，而淡则是平淡的味道。

家长绝不能用特别香的食物调孩子的脾胃，一旦被调重了，就会使孩子无法适应甘淡的味道，从而让脾胃失调。

专家答疑

问 适合孩子常吃的甘淡类食物有哪些？

答 孩子时常吃薏米、南瓜、番茄、油菜、豆腐等清淡食物，有健脾开胃、增进食欲的作用。

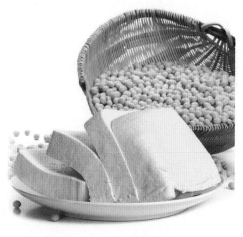

让孩子少吃洋快餐

近些年，洋快餐几乎成为孩子们的时尚食品。为了满足孩子吃洋快餐的爱好，家长带着孩子频频光顾洋快餐厅。洋快餐厅里挤满了儿童，而且越来越低龄化。但是孩子们喜爱的洋快餐，营养结构是不均衡的，不良影响也很多。

洋快餐的不良影响

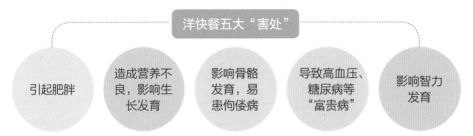

洋快餐五大"害处"

引起肥胖

造成营养不良，影响生长发育

影响骨骼发育，易患佝偻病

导致高血压、糖尿病等"富贵病"

影响智力发育

让孩子远离洋快餐的妙招

既然洋快餐有如此多的不良影响，那我们该怎样帮助孩子改正饮食习惯呢？家长要在日常饮食中多花些心思，给孩子准备不同花样的食物、刺激食欲，科学安排饮食，从而使孩子摄入充足、全面的营养。

1 ➤ **做可口的饭菜吸引孩子**
给孩子做饭时，要尽可能根据孩子的口味喜好，转移孩子对洋快餐和零食的注意力，吃饱后孩子很少会想着吃零食。

2 ➤ **适当加餐弥补空缺**
由于孩子胃容量有限，每次进食不会太多，加上孩子活泼好动，所以每天最好在上午10点、下午3点左右给孩子准备一些新鲜水果，降低孩子对洋快餐的欲望。

3 ➤ **通过购买其他东西转移注意力**
对于喜欢吃洋快餐的孩子，家长可以通过购买其他东西转移注意力，比如玩具等，不仅能有效抗拒洋快餐，还能帮助孩子锻炼身体、促进食欲。

第 3 章

孩子积食不消化，脾胃虚弱是病根

百病"积"为先：
如何判断孩子积食了

临床上因为积食生病的孩子很多。积食是指乳食停聚在中脘，积而不化，由气滞不行所形成的一种脾胃病。《景岳全书·小儿则总论》中指出："盖小儿之病，非外感风寒，则内伤饮食。"这充分表明"积食"在小儿疾病中的范围之广。

临床医案

孩子经常感冒、咳嗽是积食惹的祸

有个6岁的小姑娘，却是个"老病号"，总是爱感冒，而且一感冒就咳嗽，长期不愈，抗生素、止咳药吃了不少，但总会反复。问孩子的妈妈，孩子平时爱吃什么？妈妈说，薯片、巧克力、麦当劳。还说，孩子大便时常干燥，嘴里还老有味。孩子颧骨红红的，舌苔又厚又腻，大冷天孩子的手心还是热的，这是积食的表现。我对孩子的妈妈说，孩子咳嗽就是吃零食吃出来的。家长平时给她吃那么多甜的、油炸的，将孩子的脾胃都吃坏了，吃进去的不能消化，都在身体化成痰了，略微着凉就会咳嗽。我给孩子开了消食导滞、宣肺化痰的药，嘱咐孩子平时认真吃正餐、多吃青菜，尽量不吃高热量的零食。后来，孩子的咳嗽很快就好了，基本没有再犯。

孩子的很多病，都与积食有关

临床上，孩子的许多病看似种类各异，但多与积食有关，比如咳嗽、发热、反复感冒、咽炎、肺炎、头痛、便秘、腹泻等，都有可能是积食引起的。

孩子积食的常见症状有哪些

孩子积食的症状有很多，家长可以仔细观察、认真判断。

①口腔有异味；②大便比较臭；③大便次数增多，每次黏腻不爽；④舌苔变厚；⑤嘴唇这几天突然变得很红；⑥脸容易出现发红的情况；⑦食欲紊乱；⑧夜间睡觉不踏实；⑨感冒后容易咽喉肿痛；⑩饭后肚子胀痛、腹泻。

这些情况不一定同时出现，但每一条都可能对你识别孩子的积食带来帮助。

爱吃肉的孩子容易积食

要想孩子吃得好、长得壮，首先要了解孩子的生理特性，做到科学喂养。

孩子身体结实，调理脾胃是重中之重

中医认为，小儿属于"稚阴稚阳"之体，也就是说孩子的脏腑功能尚不健全，身体里的津液精血还不充盈。所以，若想把孩子的身体底子打结实，调理脾胃是很重要的事情。而调理脾胃要从日常饮食抓起。

怕孩子缺营养就每顿大鱼大肉，其实是害了孩子

不少家长怕孩子缺营养，就每顿大鱼大肉，变着花样给孩子做，结果孩子吃多了肥甘厚味，肠胃不能消化，长期积食会引起消化不良，反而吃得更少，孩子越发消瘦，每次体检都是营养不良。而且，大量不易消化的食物在肠胃里堆积，时间一长就会变成痰热，让原本是"纯阳之体"的小儿更容易上火。

清淡饮食，更有利于孩子脾胃

俗话说"鱼生火，肉生痰，萝卜白菜保平安。"孩子脾胃虚弱，适合吃些清淡、容易消化的食物。肉类和鱼类中虽然含有丰富的蛋白质，但不能多吃，尤其是油炸食品，要尽可能不吃。像牛羊肉这类纤维密度高、不易消化的食物，烹饪时要用刀背反复敲打肉块，以打散筋骨，这样吃起来既入味，又方便孩子咀嚼、消化。

青菜＋豆腐，营养健康

青菜是指新鲜绿色蔬菜，其中含有人体所需要的多种维生素，因此多食青菜有益于身体健康；豆腐是指黄豆加工而成的新鲜豆腐，它不但含有铁、钙、磷、镁等人体必需的多种微量元素，还含有糖类、植物油和丰富的优质蛋白。豆腐的消化吸收率达95%以上，两小块豆腐，即可满足一个人一天钙的需要量。豆腐为补益清热养生食品，常食可补中益气、清热润燥、生津止渴、清洁肠胃。将青菜焯水后，与豆腐搭配在一起，能给孩子提供较高的营养价值。

专家答疑

问 如何让孩子做到营养搭配合理均衡？

答 建议给孩子的食谱中最好是鸡、鸭、鱼、虾、猪、牛、羊肉都要有，鱼、虾每周不超过2次，即做到营养均衡。再配上各个季节上市的蔬菜、水果，尽量不要吃反季节的蔬菜、水果，这样孩子的营养就全面了。

零食吃得多也会积食

有不少孩子不喜欢吃饭，而对吃零食情有独钟。经常吃零食的孩子，常面黄肌瘦，容易积食。长期无节制地吃零食，对孩子的健康不利。

常吃零食，影响消化功能

人体的消化活动有一定规律，有工作的时候，也有休息的时候。进食后，经过一段时间的消化运动，胃里的食物可以排空，让胃肠进行充分休息，胃内消化液分泌增多，此时再进食就吃得多，消化吸收也好。反之如果孩子不停地吃零食，会扰乱胃肠道的规律性活动，从而影响其他食物的消化吸收。

常吃零食，会导致营养失衡

零食大多以味道鲜美而受到孩子们的青睐，其实其营养成分常较为单一，常吃零食会影响其他营养素的摄入、消化和吸收，而造成营养失衡，也会发生营养不良。

常吃零食，会影响食欲

常吃零食，会使胃肠处于无规律状态，各种消化酶的分泌出现异常，影响食欲。另外零食的味道一般都比较明显，如酸、甜、咸等，对小儿的味觉是一种强烈刺激，时间长了使味觉的敏感度下降，吃饭时便会感到嚼在嘴里淡而无味。

哪些零食可以适当摄取

许多爱吃零食不爱吃饭的孩子背后，都有溺爱孩子的家长。孩子选择食物时只会凭着自己的喜好，而家长如果一味地纵容，孩子就容易出现积食。可能有家长会问，爱吃零食是孩子的天性，怎么办？零食也分很多种，要尽量选择对孩子健康有利的零食，如水果、小坚果、酸奶都是很好的有营养的零食。

还要注意，不是说水果、酸奶有营养，就能随便吃。凡事都有个度，水果、酸奶这类健康零食，在不影响正餐的情况下，可以尽量多吃点。而"垃圾食品"则要尽可能少吃。

分清实证积食与虚证积食

关于孩子的积食问题，通常分为两种情况：实证积食和虚证积食。调理宜针对不同的病证，采取不同的方法。

实证积食

一般来说，孩子吃多了，乳食内积导致的积食为实证。这种孩子一般身体素质较好，积食的出现与饮食不当关系密切。孩子出现积食时，往往不爱吃饭，口中有酸臭味，腹胀腹痛，肚子不让碰，有时会呕吐，吐出的是未消化的食物，有时会发热，大便酸臭，便秘，尿少，尿黄，舌红，舌苔腻。

调理方法 对于实证积食的孩子，可以适当吃些具有健脾消食作用的食物，如山楂、白萝卜等，加强脾胃运化功能。

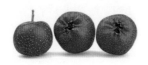

山楂、白萝卜
健脾消食，加强脾胃运化

虚证积食

脾胃虚弱的孩子一般比较瘦弱，面色发黄，精神状态也不好，经常感到疲累、乏力，晚上也睡不踏实，肚子经常胀胀的，喜欢趴着，大便比较稀，夹杂着未消化的食物，舌苔白腻。

调理方法 对于脾胃虚弱的孩子，要少吃多餐，可以吃些具有健脾化积作用的食物，如山药、山楂、麦芽等。

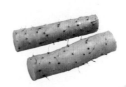

山药、麦芽
健脾化积的食物

专家答疑

问 家长怎样做不会让孩子的脾"死机"？

答 不能给孩子吃太多的东西，孩子吃多了特别容易积食。孩子的脾胃较弱，给他吃太多，堆积到胃里，一下就瘀堵住了。比如奶油蛋糕，很多都是反式脂肪做的，如果大量吃下去，很容易得病。

山药小米粥，简单有效改善积食

当孩子出现吃饭不香、体重减轻、面黄肌瘦或腹泻日久时，许多家长都会忧心忡忡，不知该如何调理孩子的胃口。最简单有效的方法之一就是食用山药小米粥。

山药和小米搭配，健脾益胃助消化

山药性平、甘，归脾、肺、肾经。古籍记载，多吃山药有聪耳明目、延年益寿的功效。据记载，"八珍糕"中就含有山药。孩子常吃山药，可以强健脾胃。《滇南本草》中记载小米"主滋阴，养肾气，健脾胃，暖中"。孩子吃小米，有补肾暖脾的功效。

将山药和小米搭配煮粥，健脾胃助消化的功效更好。

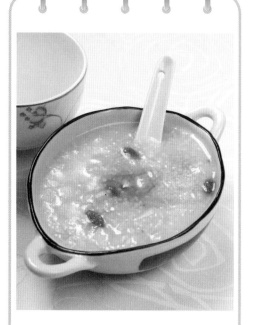

山药小米粥
健脾益胃助消化

材料： 小米50克，新鲜山药100克。

做法：

1. 新鲜山药去皮、洗净、切块；小米洗净。
2. 砂锅加水，煮沸，放入山药块与小米煮成稀粥。

用法： 每日早晚，各服用1次。

功效： 山药可补脾养胃、补肺益肾；小米可补虚损，开肠胃。两者搭配有消食导滞、健脾止泻的功效。

专家答疑

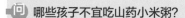

问 哪些孩子不宜吃山药小米粥？

答 便秘的孩子不宜吃山药小米粥。山药中含有丰富的淀粉，患有胸腹胀满、大便干燥、便秘的孩子最好少吃，待这些症状缓解后可以再食用。

谷芽麦芽水，调理积食有良效

儿科医生都知道，不管中药还是西药，药的口感特别重要，有些药效果很好，但因为太苦或者味道偏重，孩子敏感的味蕾受到不愉快的刺激，都会表示强烈拒绝，孩子不接受，再好的药也不能发挥效果。

自制谷芽麦芽水，消食化积不难喝

谷芽、麦芽都属于药食同源的药材。谷芽是粟米发的芽干燥以后制成的，能够健脾开胃、消食化积，适合孩子脾虚、胃口差、消化不良的情况，对于米面薯类的积食效果很好；麦芽是大麦发芽干燥以后制成的，作用与谷芽相似，相比谷芽来说，麦芽还有一定的疏肝解郁、调理情志的作用。用这两味药煎水，药性甘温平和，气味清淡怡人，孩子一般都很容易接受，适合作为日常的饮料给孩子喝，家长可以尝试。

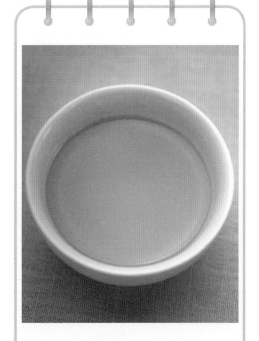

谷芽麦芽水

消食化积

材料：谷芽、麦芽各 15 克。

做法：

1. 把这两种药材放入锅里，倒入 3~4 杯水。

2. 大火煮沸后，改用小火煎煮 15 分钟即可。

用法：大约煎煮出 2 杯药汁，把药汁过滤干净，晾温就可以饮用了。每天饮用 1~2 次。

功效：健脾开胃，疏肝解郁。

专家答疑

问 **脾胃虚弱的孩子，平时应避开哪些食品？**

答 生冷、油腻、辛辣、烧烤食物会损伤脾胃功能，脾胃虚弱的孩子平时应避开这些食品。

糖炒山楂，
专门对付吃肉过多导致的食欲差

有一些孩子是典型的"食肉动物"，没有肉就不吃饭，遇到青菜就会躲避，这种情况下孩子特别容易积食。

喜欢吃肉食的孩子，要常备山楂

吃肉过多、消化不好的孩子，家长可以备一点山楂给孩子吃。山楂是平时很常见的一种水果，能够开胃消食、化滞消积、化痰行气，还有活血散瘀的作用。山楂对于肉食吃多导致的积食效果很好，很多助消化的中成药里都有山楂。将干的山楂研成细末，加糖冲服，对于以肉类为主的伤食腹痛和腹泻都有效果。但这个方法使用起来并不方便。在新鲜山楂成熟的季节，做糖炒山楂，相对来说比较容易操作，调理积食效果也很好。

小贴士

炒山楂不可用铁锅，可以选用砂锅或者不锈钢锅。如果孩子有腹泻的情况，可以改用红糖炒制，一般情况下白糖就可以。

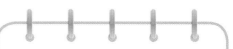

糖炒山楂
开胃消食、化滞消积

材料： 山楂250克，白糖50克，白醋5毫升。

做法：

1. 将山楂全部清洗干净以后晾干，用小刀把山楂两头的蒂去掉，再沿山楂横着用刀划一圈，掰开，取出里面的果核。

2. 在锅里放少量水，能把锅底没过一点即可，倒入白糖，用中火将白糖炒化，熬成糖浆，等到糖浆表面的大泡变成小泡，说明水分已经蒸发得差不多了。

3. 倒入白醋，搅拌均匀后关火，倒入山楂，不停地翻拌5~6分钟，待表面的糖浆变成白色的糖霜，盛出晾凉就可以了。

用法： 可以每天餐后给孩子吃一点。
功效： 一般2~3天孩子就能逐渐恢复食欲。

山楂陈皮大麦汤，健脾益气好帮手

孩子脾虚引起的积食，主要表现为不想吃饭、肚子胀、口有异味、睡眠不安等。出现了这些情况，需要通过消食化积来调理。饮用山楂陈皮大麦汤，可解决积食的问题。

山楂陈皮大麦汤，消食和胃、化解积食

山楂能消食化积，解决积食问题。积食多了，嗓子里就容易生痰，可以用陈皮来化痰；同时陈皮还有理气的作用，能增强胃肠动力，解决因积食而导致的气滞、肚子胀等问题。大麦可以消食和胃，促进消化。

山楂陈皮大麦汤
消食和胃、化解积食

材料： 山楂、大麦各8克，陈皮6克。

做法：

1. 将山楂、陈皮、大麦用水煮开锅后，再熬20分钟即可。

2. 饭后半小时以后服用。

用法：3岁以内的孩子，一次喝小半碗；3岁以上的孩子，一次喝半碗；6岁以上的孩子，一次可以喝多半碗或者一碗。酌量频服，服后出汗即可。

功效：平时脾胃消化不好、脾胃虚弱的孩子可以经常饮用。

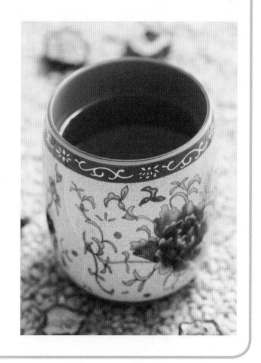

消食化积，豆茸酿鸭梨

小儿积食主要是由于喂养不当或者某些疾病导致脾胃受损引起的。俗话说："乳贵有时，食贵有节。"食物并非吃得越多越好，若喂食过早，或让孩子吃太多肥腻、生冷食物，就会损伤他们的脾胃之气，使气血津液耗损，进而产生病理上的脾气虚损而发生积食。

不要给婴儿过早添加辅食

父母要让孩子养成不贪食、不吃零食的饮食习惯，就不要给婴儿过早添加辅食。一般婴儿4个月大后，开始添加辅食，添加辅食时要掌握先素后荤、先稀后干的原则。

豆茸酿鸭梨，健脾和胃散疳积

辅助调理孩子积食，可以食用豆茸蒸鸭梨。做法很简单，主要用料是鸭梨、枇杷、红豆沙、松子仁、冰糖和糖渍桂花等。冰糖有养阴生津、润肺止咳的作用，配合鸭梨，对肺燥咳嗽、干咳无痰等症状有辅助调理作用；桂花具有润肺、生津的功效；红豆可以健脾养胃、利水除湿、清热解毒。

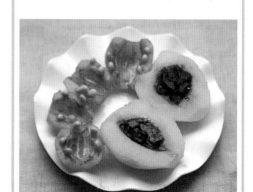

豆茸酿鸭梨
健脾和胃散疳积

材料： 鸭梨1个，枇杷4个，红豆沙80克，松子仁50克，冰糖5克，糖渍桂花适量。

做法：

1. 先将鸭梨去皮，从中间一切两半，把心和核去掉，口朝上放入盘中，红豆沙分别装到半个鸭梨内。
2. 枇杷切口，周围插松子仁。
3. 把装好红豆沙的鸭梨整齐地放在盘内，上笼蒸5分钟取出，锅内盛适量清水，加入白糖、糖渍桂花并烧沸，用湿淀粉勾芡，浇在枇杷上。

用法：饭前适量食用。

功效：健脾消食，和胃。

孩子积食了，揉揉肚子就能解决

孩子积食胃就会不舒服，常表现为腹胀、不想吃饭、消化不好。出现这种情况不要着急，掌握一套特效摩腹法，给孩子揉揉肚子，就能帮助孩子有效改善积食。

临床医案

孩子消化不好，揉揉肚子效果好

邻居家 4 岁的小男孩，有两天总说肚子不舒服，排便也不顺畅。我用手一摸他的小肚子，圆鼓鼓的，这是积食引起的消化不良症状。我用揉腹法给他做调理，上午揉 30 分钟，下午揉 30 分钟，揉完后，听见他的肚子里咕咕叫了一阵，再不嚷嚷肚子不舒服了。

揉肚子，促进肠道蠕动

中医认为，经过肚子的经络是脾经、肝经和肾经，揉肚子能够达到调节肝、脾、肾三脏功能的作用，让身体内"痰、水、湿、淤"的积聚散开。现代医学认为，人的肠道分别是升结肠、横结肠、降结肠等组成的，所以摩腹可以起到促进肠道蠕动的作用。

怎样揉肚子最见效

揉肚子的方法很简单：把五个手指并拢，放在孩子的肚子上，然后轻轻做盘旋状揉动，先逆时针 36 下，后顺时针 36 下。顺揉为清，逆揉为补。连续揉 30 分钟，对孩子的脾胃保养效果很好。要点是五指并拢，否则气就散了。

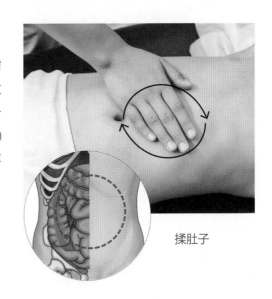

揉肚子

揉板门、摩中脘、捏脊、推下七节骨，消食化积

　　积食是中医的一个病症，指孩子胃肠乳食停聚、不能消化，出现腹部胀满或疼痛、食欲缺乏、大便失调。积食多是孩子食入过量生冷、油腻食物造成的，可用推拿方法来调理。推拿调理积食的原则是消食导滞、健脾益胃。

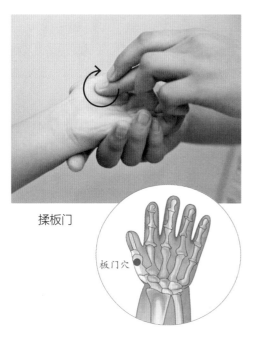

揉板门

板门穴

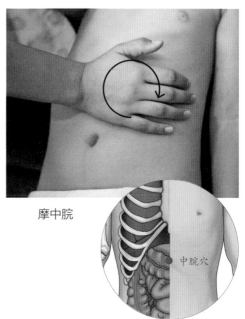

摩中脘

中脘穴

揉板门

【精准取位】大鱼际部或拇指本节0.5寸处。

【推拿方法】用中指端揉孩子板门穴50~100次。

【功效主治】揉板门可以健脾和胃、消食化滞，能调治孩子吃饭不香等问题。

摩中脘

【精准取位】肚脐上4寸，即剑突下至脐连线的中点。

【推拿方法】用食指、中指、无名指三指摩中脘穴3~5分钟。

【功效主治】摩中脘可以健脾和胃、消食止胀。主治孩子胃痛、腹胀、呕吐等。

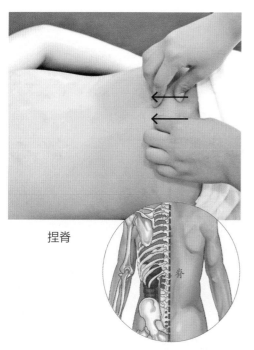

捏脊

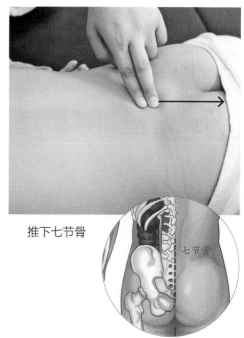

推下七节骨

捏脊

【**精准取位**】后背正中,整个脊柱,从大椎至长强成一直线。

【**推拿方法**】用拇指指腹与食指和中指指腹自下而上提捏孩子脊旁1.5寸处。捏脊通常捏3~5遍,每捏三下将背脊皮肤提一下,为捏三提一法。

【**功效主治**】捏脊可以消食化积,强身健体。主治孩子积食、发热、腹泻、呕吐、腹痛、便秘等。

推下七节骨

【**精准取位**】第4腰椎至尾椎骨端成一直线。

【**推拿方法**】用食指、中指端自上向下直推孩子七节骨100~300次。

【**功效主治**】推下七节骨有泻热止痢的功效,对孩子患细菌性痢疾有调理作用。

专家
答疑

问 揉肚子时,孩子肚子咕咕叫是正常现象吗?

答 如果揉的时候孩子的肚子咕咕叫,说明出现了肠鸣音,或者孩子在排气,家长不用紧张,这是正常现象。

小儿积食胃口差，
莱菔子贴压中脘

许多家长带孩子有一个误区，看到能吃的、不挑食的孩子都高兴，孩子想吃多少就给多少。可是，毕竟孩子的肠胃还很弱，消化系统的功能并非父母想象的那般好。在这种情况下，孩子稍微受点凉，或者吃了一些凉东西，就容易发生积食。

莱菔子，消食除胀效果好

通俗地说，积食就是吃多了，伤到了脾胃，这时孩子会腹胀、便秘、胃口差，严重点就可能出现呕吐、低热，还容易引起感冒。孩子出现了积食，首先要调理他的脾胃。可以用莱菔子贴压中脘穴。莱菔子就是萝卜的种子，它有消食除胀的作用。

莱菔子贴中脘，治消化系统疾病

【精准取穴】肚脐上4寸，即剑突下和脐连线的中点。

【操作方法】将莱菔子装在纱包里，睡前贴在孩子中脘穴处。

【功效主治】主要治疗消化系统疾病，比如腹胀、便秘、食欲不振等。

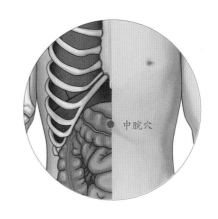

中脘穴

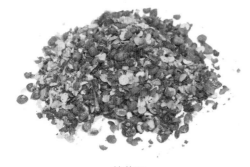

莱菔子

莱菔子不能多用，只要孩子能顺利排便，肚子不胀了就停止使用，因为莱菔子是泄气的，用多了会让孩子气虚。

家备大山楂丸，
孩子积食轻松消

如果孩子各种积食症状都较重，如食欲下降，肚子胀得较大，并且舌苔厚腻，这时可以吃大山楂丸。

大山楂丸的主要成分：焦三仙

大山楂丸是把山楂、神曲和麦芽三种药物炒焦成焦山楂、焦神曲和焦麦芽，这就是常说的"焦三仙"。

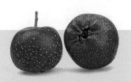

山楂
擅于消化肉积。一般炖肉时，放点山楂进去，肉就更容易炖烂。因此，如果平时肉吃多了，可以吃点山楂

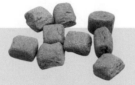

神曲
把谷物的糠麸发酵后，团成小球，就是神曲。神曲擅于消化谷积和酒积——酒也是用谷物发酵而成的。因此，吃谷类如米饭多了，或者成人喝酒多了，可以吃点神曲

麦芽
小麦嫩芽做成的药物，还保留着小麦生长的能量，所以擅于消化面食积滞

将以上三种药物炒焦后，它们消食化积的作用就变得更加纯正平和，而不是以生药消生食了，所以效果更好。

大山楂丸的服用方法

一般情况下，3岁以下的孩子每次吃1/3丸，3~6岁的孩子每次吃1/2丸，6岁以上的孩子每次吃1丸。因为其作用是消食化积，所以大山楂丸一般是在饭后或者睡前吃。

大山楂丸的服用禁忌

服用大山楂丸，不宜喝茶和吃萝卜，以免影响药效。不宜在服用期间同时服用滋补性中成药。

建立良好饮食习惯，从根本上防积食

许多来门诊看病的孩子，或多或少存在一些积食的问题，但一半以上积食的孩子其实不需要用药，家长回去把孩子的饮食习惯调整好了，孩子的积食情况以及引发的许多问题都会改善。

孩子一日三餐要定时定量

有的孩子在幼儿园放学后想吃东西，为了等全家到齐后一起吃晚饭，家长有时会先给孩子一点零食，这种习惯其实不好。我们应在下午五六点时，就让孩子按时就餐。等大人七八点聚在一起吃晚饭时，孩子也没必要跟着大人再吃一餐，否则孩子最后往往会吃得很饱，容易积食。

孩子每顿饭都要吃得稍微"欠"一点，尤其是晚饭

孩子的主食应尽量以易消化的面条和粥类为主，配合应季的蔬菜，肉类不宜多吃，特别是一些脾胃功能较弱的孩子，肉类应尽量在中午吃，晚饭不要吃肉。在睡前1小时内，孩子尽量不要进食任何食物，因为晚上肠胃需要逐渐进入休息状态，蠕动变慢了，消化能力比白天要弱，如果强迫它们工作，就很容易积食。

睡醒 30 分钟内最好不要给孩子进食

因为胃肠从睡眠中的低速运转状态恢复到正常工作状态需要一段时间，最好在孩子刚醒来时，给孩子一个缓冲时间，等胃肠功能慢慢恢复以后，再开始给孩子正常进食。

专家答疑

问 为什么说孩子积食，是家长惯成的毛病？

答 孩子的脾胃本身比较娇弱，功能上因"脾气常不足"而比较虚弱。且孩子本身处在生长发育阶段，生机旺盛，对营养物质的需求相对较大，脾胃的负担较重。再加上孩子神经系统的发育还不是很成熟，缺乏自制能力，吃东西控制不住自己，所以特别需要家长在饮食上帮孩子节制。如果家长不能把握好节律和尺度，喂养的方法不当，让孩子吃过量了，就会损伤脾胃，引起脾气受损。

养好脾胃　孩子不积食　不生病

40

第4章

脾胃运化功能差，孩子就会便秘

脾胃功能不好，
饮食不当，孩子容易便秘

随着生活水平的不断提高，饮食越来越精细，孩子便秘越来越常见。其实，孩子的便秘主要是由脾胃功能不好、饮食不当等引起的。

孩子便秘多是脾虚和燥热造成的

燥热造成的便秘，与吃的关系很密切。许多孩子不爱吃蔬菜，就爱吃肉，还有的孩子喜欢吃薯片等香燥食品，这样会导致胃肠积热，肠热就会吸收粪便中的水分，使粪便干结，不容易排出。

有的孩子吃了不少蔬菜、水果，也不喜欢吃零食，怎么还会便秘呢？这多半是脾虚导致的。孩子脾虚，运化功能失常，没力气推动肠道运行，就会导致粪便在体内停留，无法正常排出。另外，肺与大肠相表里，孩子肺虚、肺失肃降也会影响大肠传导功能，造成便秘。

分清实秘和虚秘

病名	病因	表现症状	调理方法
实秘	饮食不当、胃肠燥热	大便干结，如羊粪状，排便吃力，伴腹胀、烦躁、口臭、尿黄、舌苔黄	泻热导滞，通便
虚秘	脾肺虚弱	大便不干，但排出困难，伴面色苍白、消瘦、神疲乏力、舌苔白	益气养血，润肠通便

小儿便秘饮食三注意

1. 多喝水，有助于保持肠道内水分，软化粪便。

2. 多吃能促进肠蠕动、软化粪便的食物，包括富含膳食纤维的食物，如各种绿色蔬菜、水果等；富含 B 族维生素的食物，如粗粮、豆类及豆制品等。不要吃辛辣刺激、油炸烧烤食物，也不要吃膨化食品，这些食品会引起肠燥，加重便秘。

3. 适当增加脂肪摄入，有润滑肠道的作用，利于排便，如花生、核桃、松子等坚果。

便秘的孩子
适当多吃润肠食物

时常便秘的孩子在平时适当吃一些润肠清火的食物，可以起到防治便秘的作用。

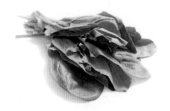

菠菜

性凉，味甘，具有滋阴润燥、舒肝养血的作用，而且菠菜利于肠胃，有助于人体排毒，能够有效预防孩子积食、便秘等。

茄子

性寒凉，味甘，可以清热解毒，给易便秘的孩子食用时不要用油烧的方法烹饪，可以采用蒸茄子的方法。

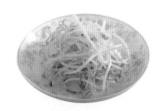

绿豆芽

性寒，味甘，具有清热解毒、利尿通便的作用，适合湿热郁滞、口干口渴、便秘的孩子食用。

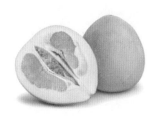

柚子

性寒，味微酸，除能清热外，还能理气化痰、润肺清肠，对于上火便秘的孩子很适宜。

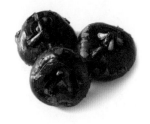

荸荠

性寒，味甘，具有清热解毒、利尿通便、消食除胀的功效，对预防和缓解孩子口舌生疮、便干尿黄等效果显著。

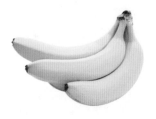

香蕉

性寒，味甘，可益胃生津，养阴润肺，滑肠通便，对预防和缓解孩子便秘有良效。

夏季巧吃肉，
孩子既补充营养又不便秘

一提起肉，许多家长会犯难。夏天多湿多热，孩子容易食欲不佳、上火便秘。所以，家长们夏天不敢让孩子吃肉。其实，无论是西医还是中医，都认为夏天要进食适量肉类。因为夏季气温高，出汗多，仅靠谷物、瓜果与蔬菜等清淡食品，难以满足孩子身体对维生素和矿物质等的需求，而肉食恰恰富含这些养分。同时，夏天应该有讲究地吃肉。不能一味"大鱼大肉"，而是应该"小鱼小肉"——吃的量要少，制作要精细，切成肉末、肉丝、肉片等，比肉块更容易消化。

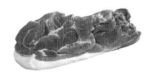

猪肉

性平，具有滋阴润燥、益气的作用，各种体质的孩子都能吃，但相对更适合消瘦的孩子，较胖的孩子要适当控制。

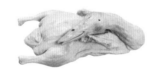

鸭肉

性凉，具有健脾益气、滋阴养胃、利水消肿的功效。最好选用比较瘦的水鸭，一来油少，二来利水化湿的作用强。

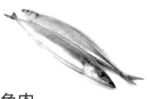

鱼肉

性寒，夏季可做成粥，鱼肉粥是一道简单而美味的开胃品，在炎热的夏季给孩子食用，既有利于孩子消化，又能补充营养。

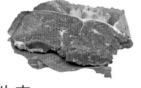

牛肉

性平，具有补脾胃、强筋骨、益气力的作用，孩子夏天吃些黄牛肉可以补气。

专家答疑

问 中医说"肉生痰"，夏天吃肉如何防止孩子生痰？

答 夏季给孩子吃肉要配化痰食物。我们可以选用一些具有化痰功效的食物与之搭配，比如竹笋烧肉、芦笋拌肉丝、莴笋炒肉片、肉末炒胡萝卜等。

孩子便秘，吃什么可以不治自愈

临床多年，小儿患者中便秘的情况较多。事实上，孩子便秘是病出有因的，大多数孩子的便秘同时伴有小便黄、舌尖红、舌苔黄厚，这些都是胃肠积热的征兆。如果孩子的舌苔中间发黑，更是胃肠热极炽盛的表现。

清热通便，就选蒲公英

《本草新编》中记载："蒲公英，味苦平，无毒，溃坚肿，消结核，解食毒，散滞气……"意思是蒲公英能泻胃火，散滞气，后世常用它清热通便。

蒲公英煎水

材料：蒲公英适量（周岁以上的孩子用10克蒲公英，每加1岁增10克，最高加到60克）。

做法：用水浸泡10分钟，大火煮开，小火再煎15分钟。

用法：3岁内的孩子每次喝50毫升，每大1岁加10毫升，每天1剂，年岁小、吃药困难的孩子可以分2～3次服用。药煎好后可加适量的白糖或蜂蜜，这样口感好，孩子更容易接受。

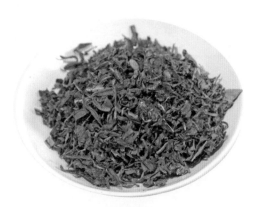

蒲公英
性寒，味甘、苦；归肝、胃经。
清热利尿、解毒消肿

专家答疑

问 3岁的孩子因为上火牙龈水肿，扁桃体发炎，发过烧，现在上火情况仍未好转，而且小孩胃口一直不好，生长缓慢，消化不良。有什么好的调理方法吗？

答 给孩子煎喝蒲公英水，每次10克；或根据专业医师指导按照说明书服健儿清解液。

第4章 脾胃运化功能差，孩子就会便秘

45

西瓜汁，滋阴降火缓解便秘

造成孩子便秘的原因一般是饮食不当，以致胃肠燥热，或者大病之后，体质虚弱，影响大肠传导引起的。调理胃肠燥热的便秘，给孩子喝西瓜汁效果较好。

胃肠燥热的表现

大便干结，排出困难，即使勉强排出，大便也像小羊屎蛋；并且孩子伴有烦躁、口臭、脸红、身体发热、肚子胀痛、胃口差、口干、嘴唇干燥、小便少且颜色黄等症状。

西瓜汁，清热、降火气

胃肠燥热引起的便秘，宜食用清热去火功效的食物。比如将蜂蜜水和甘蔗汁混合成饮料，每天早晚喝。甘蔗有滋补清热的作用，而蜂蜜又有清热、补中和润燥的功效，所以蜂蜜甘蔗汁适合调理实火上升型便秘。如果暂时找不到甘蔗汁，可以用西瓜汁代替，一样能清热、降火气。

 小贴士

西瓜汁性寒，空腹饮用对肠胃不利。

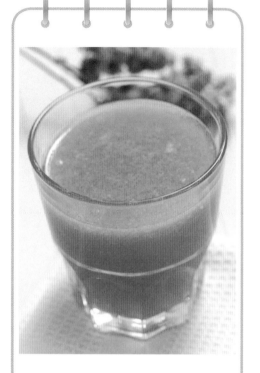

西瓜汁
清热、降火气

材料： 西瓜 250 克，蜂蜜适量。

做法：

1. 西瓜去皮、子，切成小块。
2. 将西瓜块放入果汁机中搅打成汁，打好后倒出，调入蜂蜜即可。

用法：每次饮用 30~50 毫升。

功效：西瓜含有维生素 C、钾、番茄红素等物质，能清热解毒、利尿通便、生津止渴。

红薯糯米饼，益脾养胃通便畅

如果孩子常表现为大便秘结或者不干燥，常有排便的感觉，但用力也很难将它们排出来，并且还伴有排便时间长、脸色差、精神疲倦、乏力和舌头颜色淡等症状，可给孩子做红薯糯米饼吃。

健脾胃、补气血，选红薯糯米饼

红薯的主要功效是补脾益气、宽肠通便，对于调理脾气虚弱型便秘有很好的疗效。糯米味甘性温，有补中益气、养胃津的功效。所以，红薯糯米饼对于脾胃虚弱、气血不足引起的便秘有很好的疗效。

红薯糯米饼

健脾胃、补气血

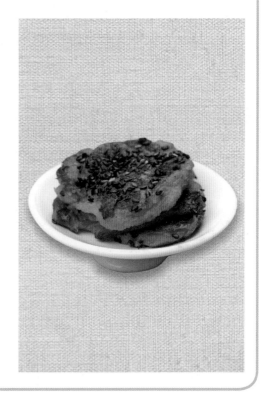

材料： 红薯 250 克，糯米 50 克，白糖 5 克，芝麻适量。

做法：

1. 将红薯切片，放到大火上隔水蒸熟。

2. 取出后趁热捣成泥，与 50 克糯米粉、适量白糖加水充分揉匀。

3. 把面团分成若干小块儿，捏成小饼，在油锅里炸成红薯饼，外面沾上芝麻即可。

用法：当零食食用。

功效：补脾益气，养胃生津。

鲜笋拌芹菜，清热润肠缓解便秘

对于孩子因饮食不当、胃肠燥热引起的便秘，调理应以泻热通便为主。平时给孩子吃一些具有清热润肠效果的食物，有助于缓解便秘。

鲜笋搭配芹菜，绿色食物解便秘

竹笋一年四季都有，但唯有春笋、冬笋味道最佳。立春后采挖的笋，因其笋体肥大、洁白如玉、肉质鲜嫩、美味可口被称为"菜王"。烹调时不论是凉拌、煎炒还是熬汤，都清香鲜嫩。鲜笋性寒，味甘，归大肠、肺、胃经，可清热化痰、和中润肠、缓解便秘；芹菜性凉，味甘、辛，归肝、胃、膀胱经，芹菜含有大量的膳食纤维，可刺激肠胃蠕动，促进排便、有清肠的作用。

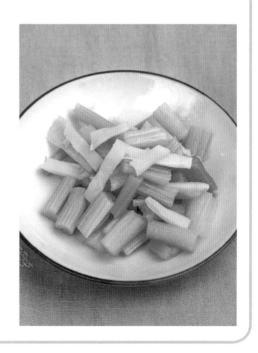

鲜笋拌芹菜
绿色食物解便秘

材料： 鲜竹笋、芹菜各 100 克，香油 5 克，盐 3 克。

做法：

1. 鲜竹笋洗净，煮熟，切片；芹菜择洗干净，切段，焯水。
2. 竹笋与芹菜混合，加入香油、盐拌匀即可。

用法： 佐餐食用。

功效： 泻热导滞、润肠通便，适用于实秘。

按揉外八卦，消滞通便效果好

孩子便秘以后最常见的表现是腹胀，原因很简单，身体里面属于糟粕类的东西不能排出去，留在肚子里，孩子当然会觉得肚子胀，胃口不好。反过来说，孩子胃口差、吃得少，脾胃功能弱了，便秘的情况也就不会得到改善。所以，便秘和腹胀，两者相互影响。这时，家长可以给孩子按揉外八卦辅助调治腹胀、便秘。

临床医案

逆运外八卦，消滞通便效果好

一个 5 岁的男孩因吃肉太多而腹胀便秘，接连 4 天没有大便，肚子胀得像个鼓皮球，我教家长给孩子运外八卦，用逆时针的方法消滞通便。家长连续给孩子做了 3 天，孩子解出大便了，肚子也慢慢消了下去。

运外八卦，治好孩子便秘腹胀

【精准取穴】外八卦位于手背，以手背中心为圆心，从圆心到中指根处的 2/3 为半径，画一圆圈，八卦穴就在这个圆圈上。相对地，手掌中心画圆，就是内八卦穴。

【推拿方法】用拇指或中指以顺时针或逆时针方向，在外八卦范围按揉。如果孩子有积食的情况，按揉的时候以逆时针为主，力度稍微重一些，频率稍微快一点。如果孩子平时脾胃虚弱，按揉时以顺时针为主，可以稍微缓和一些。

【功效主治】宽胸理气，通滞散结。

小贴士

给孩子做按摩的同时还要配合食疗，便秘期间孩子饮食上要以清淡易消化的食物为主，尤其睡前 1 小时内不要再吃任何东西，要给胃一定的休息时间。

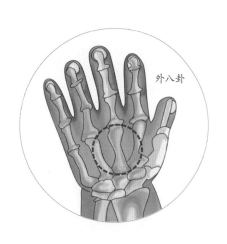

外八卦

揉龟尾，止泻通便双向调节

孩子的身体上有一个"神奇"的龟尾穴，它对脾胃有双向调理作用，既能够调理腹泻，又可以调理便秘。

揉龟尾，脾虚便秘的"克星"

【**精准取穴**】龟尾穴又称长强穴，位于尾骨端，是督脉上的起始穴位。

【**推拿方法**】让孩子趴在床上或大人腿上，双腿稍微分开，用中指或拇指端按揉。每天揉1~3分钟，100~300遍，就能够很好地调理大肠和通便。

【**功效主治**】督脉是主管阳气的经脉，号称"诸阳之会"。所以，作为督脉的起始穴，龟尾穴有通调督脉、生发阳气的作用，对于脾胃虚弱导致的便秘调理效果好。

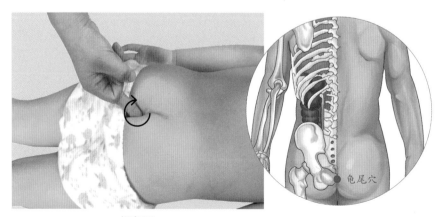

揉龟尾

龟尾穴

黄连、吴茱萸、大黄敷脚心，调理脾火引起的便秘

与大人相比，生命力旺盛的孩子更容易"上火"。中医理论认为，儿童属"纯阳之体"，生命力旺盛，新陈代谢、生长发育迅速，容易出现阴阳失衡，阳盛火旺则会上火。而上火不仅发生在干燥的秋冬季，每逢换季或者炎热的夏季也是孩子上火的高发期。孩子上火了，就容易引发便秘。

实火便秘，黄连、吴茱萸、大黄贴脚心

如果孩子便秘，伴有尿黄、尿少、大便干结、舌尖红等症状，这就是实火。实火就需要用一些清热泻火的药物。大黄对实热引起的便秘、咽喉肿痛有很好的治疗作用。另外两味中药黄连和吴茱萸，它们时常搭配一起使用，这两味药，一寒一热，对于实热，常按照6:1的比例搭配，一主一辅。用这三味中药搭配在一起给孩子敷脚心能调理便秘。

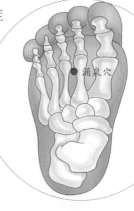

取黄连15克，吴茱萸3~5克，大黄5克，共捣为末，敷在脚心，每天晚上敷，次日再去除，每日1次，症状减轻后即可逐渐减少用量，直到完全恢复健康。

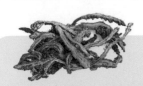

黄连
清热燥湿，解毒泻火

吴茱萸
补肾阳，健脾胃

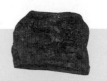

大黄
清热泻火

孩子上火，切忌滥用去火药物

在孩子上火期间，父母一定要给孩子多喝水，少食多餐，尽量通过饮食来调理，而不是滥用去火的药物。如果要用药也一定要分清是实火还是虚火，脾胃虚寒的孩子过度用泻火药物，不但不能消火，反而会使孩子的脾胃功能紊乱。所以，父母在用药时要慎重。

便秘的孩子肛裂怎么办

小儿肛裂一般是由长期便秘引起的，其症状以疼痛、便血为主，会给小儿排便带来极大痛苦。长期肛裂还会造成小儿因恐惧排便而不敢进食，进而导致营养不良，影响其生长发育。如果发展成陈旧性肛裂，还需手术治疗。所以，对于小儿肛裂，一旦发现，应及早治疗，可外敷蛋黄油，内饮槐菊饮。

蛋黄油

材料： 鸡蛋 10 枚。

做法：

1. 将鸡蛋 10 枚煮熟，去壳和蛋清。

2. 将蛋黄放入锅内，中火持续翻炒。约15 分钟后，蛋黄炭化变黑。继续煎炒5 分钟，即可出现黑褐色浓稠蛋黄油。

用法：去渣留油，每日便后清洁肛门，用棉签将蛋黄油涂于肛门裂口处。每日 2次，连用 10 天。

功效：蛋黄油具有生肌润燥的作用，可促进创面愈合。

槐菊饮

材料： 槐米 10 克，菊花 10 克，槐花蜜适量。

做法： 将槐米、菊花用清水洗去浮尘，加开水 500 毫升冲泡。

用法：饮用时加槐花蜜少许，一日数次，当茶频饮。

功效：槐米清热通便，凉血止血；菊花能疏风泻火。两药以槐花蜜为引，不仅增加了其泻火润肠通便功效，还因其味甘甜易被孩子接受。

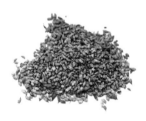

槐米
凉血止血，清肝泻火，降火败毒

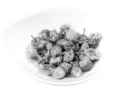

菊花
疏散风热，平肝解毒

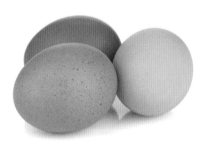

鸡蛋
取蛋黄制成蛋黄油，可生肌润燥，促进创面愈合

第 **5** 章

脾胃受凉、受热，孩子都会拉肚子

脾虚的孩子会经常拉肚子

有一些孩子经常拉肚子，到医院检查也没什么明显症状。这常常令家长手足无措，不知道该怎么办。

拉肚子成为常态，主要原因在脾

经常腹泻的孩子，往往面色发黄、瘦小、肌肉松、不结实，手脚冰凉，精神状态不佳。腹泻多发生在吃饭之后，拉的就是吃的食物。拉肚子时轻时重，反复发作，也没有明显诱因，这种"莫名其妙"的腹泻往往是脾虚造成的。

因为孩子脾虚，运化不好，所以吃完就会"原样"再拉出去。这样，营养物质不能被消化吸收，孩子的生长发育会受到很大影响，不但瘦弱，面色不好，个头也矮，智力也赶不上同龄人。若将脾胃调理好，孩子就会精神许多。

不让孩子吃寒凉食物

孩子的脾胃还没有发育完全，如果吃寒凉的食物就会导致脾胃虚弱，容易引起孩子腹胀、腹泻。

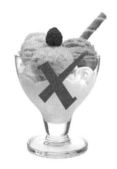

不要让孩子吃太饱

很多爸爸妈妈怕孩子吃不饱，一个劲儿地喂孩子，认为这样孩子才能吃够营养。实际上，这样很容易伤害孩子的脾胃。

注意肚子保暖

孩子的肚子和肠道没有脂肪的"保暖层"，所以很容易着凉，导致大便次数增加，拉肚子。所以要注意孩子的肚子保暖。一个有效的方法就是：晚上睡前给孩子揉肚脐（神阙穴）。中医认为，肚脐是邪气进入的通道，护好孩子的肚脐，邪气就难以侵入。

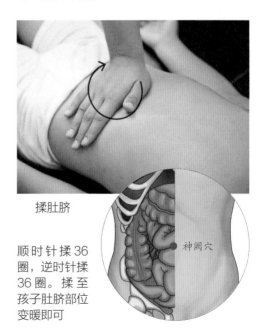

揉肚脐

神阙穴

顺时针揉36圈，逆时针揉36圈。揉至孩子肚脐部位变暖即可

冷和热都会伤脾，导致腹泻

人体的整个消化过程都有赖于脾胃的正常运作，如果平时不注意小儿脾胃的养护，就很容易造成脾胃虚弱，饮食稍有不慎，就会生病。有的孩子表现为厌食，有的孩子表现为腹泻。

无论感受风寒还是湿热，都会伤脾

临床上常见到这样的现象，同样是感冒，有些孩子只是打喷嚏、流鼻涕、咳嗽，但有些孩子却会拉肚子。这是因为，无论是感受风寒，还是感受湿热，邪毒都会侵犯脾胃，如果孩子本身脾胃就比较虚弱，就很容易使运化失常，导致腹泻。

风寒泻

外出玩耍或天气转凉没及时加衣等外因，导致腹部受凉，大便清稀、有泡沫或呈绿色，有的孩子还会有发热症状。

宜吃食材：生姜、红糖、红枣。

宜选中成药：小儿四症丸。

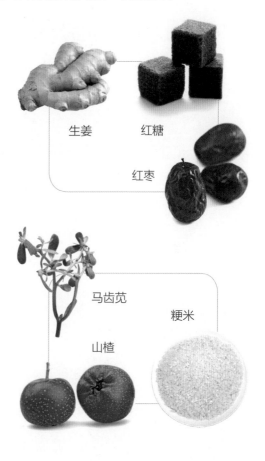

生姜　　红糖

红枣

湿热泻

泄下急迫、大便臭、少数会有黏液便、肛门周围有红肿、食欲缺乏、唇干，有时会有发热的症状。

宜吃食材：马齿苋、粳米、山楂。

宜选中成药：小儿腹泻宁糖浆。

马齿苋

粳米

山楂

水土不服会导致腹泻

寒暑假的时候，很多父母会带孩子外出旅游。在旅游过程中，虽然孩子能够陶冶情操，但不少孩子会水土不服，出现腹泻。

孩子出远门，容易患上菌群失调症

每一个孩子和自然是有联系的，体内的细菌和我们生活中的环境是存在平衡的。出远门时，生活环境甚至生活习惯常会发生变化，这时候体内的菌群，不管是种类、数量还是力量都会发生变化，总体来说就是失衡了，于是就会患上菌群失调症，就是人们经常说的"水土不服"。水土不服时，最常见的表现就是腹泻。

水土不服时，切忌滥用抗生素

孩子腹泻时，虽然抗生素能管用，可是抗生素就是用来对付细菌的，不管好的坏的都会被杀灭。如果用了抗生素，肠道内的有益菌也会被杀死，所以抗生素必须在医生指导下使用。

防止出远门闹肚子，让孩子喝点淡盐水

家长带孩子出远门，若怕孩子出现水土不服，可以使用一个小方子：在孩子刚到一个地方，没吃任何食物的时候，用白开水化点盐让孩子喝下去。另外腹泻期间，由于孩子肠道内的菌群不平衡，饮食上需要多注意，不要吃高蛋白、高脂肪等难以消化的食物，可以适当吃些瓜果蔬菜。还可以带孩子去空气新鲜的地方活动一下，孩子开心，身体恢复就快。

专家
答疑

问 孩子已经闹肚子了，能不能喝矿泉水？

答 如果孩子已经闹肚子了，千万不要给他喝矿泉水，因为那是生水，我们要给孩子喝白开水。如果腹泻比较严重并且还伴随有其他症状，就要赶紧去看医生。

急性腹泻多是食物中毒惹的祸

孩子闹肚子，有一种情况要特别引起注意，就是食物中毒。一说食物中毒，听起来就很严重。其实日常生活中发生过食物中毒的人还真不少。吃了被细菌污染的食物之后肚子疼，那就是一种食物中毒，只不过是较轻的。严重的食物中毒，会让人腹部绞痛、呕吐、腹泻，更严重的还能让人昏迷甚至死亡。

引起食物中毒的途径

一类是吃了被苍蝇叮咬过的食物或腐败变质的食物，里面的细菌让孩子恶心、呕吐、腹痛、腹泻，这种中毒是胃肠型的，夏天较为常见。

一类是毒素性的食物中毒，罪魁祸首也是细菌。但是，这种类型的中毒是由于细菌在食物上繁殖而释放毒素引起的，比如剩饭、鱼肉、蛋类等被葡萄球菌污染。在室温下，也就是20℃左右，放5小时以上，病菌就会大量繁殖，并且产生肠毒素，这种毒素耐热性很强，加热煮沸30分钟也不能将它们杀死。成年人对这种毒素的耐受力较强，可能没有明显表现，但孩子就可能会闹肚子。

还有一类食物会产生有毒的化合物让人中毒，比如毒蘑菇、发芽的土豆，或者没有煮熟、炒熟的扁豆等。

夏天和初秋，需要提防急性腹泻

如果孩子出现不明原因的急性腹泻，尤其是在夏天和初秋，那么家长可以想一下孩子近期有没有吃过不干净的食物等。日常生活中要注意，腐败变质的食物坚决不能吃。在外边买的熟食，吃之前也要蒸煮消毒。

专家
答疑

问 如果孩子不仅腹泻还呕吐，该怎么办？

答 如果孩子不仅腹泻还呕吐，食物中毒的可能性就更大了，建议尽快带孩子去医院，可以把呕吐物也带上，方便化验。

拉肚子要禁食吗

孩子腹泻的时候该吃些什么，是许多家长都头痛的一件事情。"孩子闹肚子要禁食"成为许多家长的认知误区，尤其是老一辈人，这种观念更严重。

拉肚子禁食，对孩子有害无益

有不少家长认为，腹泻的时候就应该让孩子断食调理，觉得孩子饿一阵子就不会腹泻了。孩子禁食，是为了让胃肠道休息。但这样的认识是不科学的。因为即使孩子不吃不喝，胃也还是会分泌胃酸，肠道也会分泌肠液。在饥饿状态下，肠胃的蠕动反而会更快，使腹泻加重。而且孩子本来身体就不适，不给他吃东西补充营养，身体怎么对抗细菌病毒呢？所以，饿着孩子是有害无益的。

孩子闹肚子时，吃些什么养肠胃

孩子闹肚子时消化功能不太好，但并不是完全罢工，只是吸收的营养相对少一点。所以只要孩子愿意吃，家长就要给他吃。孩子闹肚子时，大便次数较多，大便较稀，会损耗许多水分，而且消化功能不太好，所以适合给孩子吃的食物是营养丰富、好消化的流质或半流质食物，比如米粥和煮得烂一点的面条等。

焦米汤
调理婴儿腹泻有良效

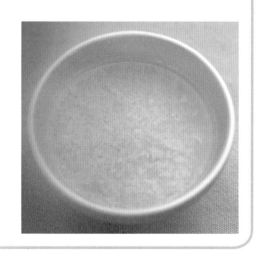

材料：米粉 200 克，白砂糖适量。

做法：将米粉炒至焦黄，再加适量水和白砂糖，煮沸呈稀糊状即可。

用法：适合婴儿腹泻的时候喝。

功效：止腹泻，易消化。

孩子拉肚子的快速止泻方
——茯苓山药粥

中医说，"脾宜升则健，胃宜降则和"，就是脾气往上走，胃气往下降，只有二者的功能协调才能保证我们所吃的东西能够被正常消化、吸收和排泄。脾胃功能升降失常，孩子就难免拉肚子。

临床医案

孩子脾虚腹泻，喝茯苓山药粥效果好

一次，有位家长带着一个6岁的小男孩来找我看病，这孩子的症状表现是经常拉肚子。孩子便样呈黄色，颜色浅，不成形，很稀，而且几乎没有臭味，中医称其为"大便稀溏"。这是因为这个孩子的脾胃不好，吃下去的食物没有经过脾胃的消化和吸收，匆匆从胃肠里走了一遍就被排出了体外，所以说脾胃虚弱的孩子，他的大便是不太臭的。治根还是要健脾，强健脾胃，腹泻才能止住。

我让这位家长回去给孩子熬茯苓山药粥喝，喝了一段时间，腹泻症状得到明显的缓解。

茯苓和山药，健脾好帮手

茯苓和山药都有良好的健脾功效。茯苓性平，味甘、淡，归心、肺、脾、肾经，可健脾和胃；山药性平，味甘，归脾、肺、肾三经，可补脾养胃。它们不像有的中药那样有较浓的药味，熬成粥不但不苦，还略微有些甜，所以孩子一般都比较容易接受。

茯苓山药粥

材料： 茯苓、山药各6克，大米、小米各20克。

做法：

1. 将茯苓、山药洗净，焙干，研成细粉备用；大米、小米淘洗干净。

2. 锅置火上，加适量清水，放入小米、大米，加入茯苓粉、山药粉，用小火炖至米烂成粥即可。

功效：健脾养胃，祛湿止泻。

孩子受寒拉肚子，石榴皮红糖煮水喝

孩子脾胃虚寒也会导致腹泻，这就是所谓的寒泻。通常表现为一天多次腹泻，排水样便。出现这种情况，家长首先不要慌忙，用石榴皮红糖煮水给孩子喝，能够有效止腹泻。

石榴皮、红糖煮水可止泻

中医认为，石榴皮具有涩肠止泻、杀菌驱虫的功效；红糖具有暖腹功效，能有效祛除体内寒气。《滇南本草》中有关于石榴皮的记载："治日久水泻，同炒砂糖煨服。"对于经久性的水样便腹泻，用石榴皮和红糖一起炒，然后服用即有效。

专家答疑

问 调理小儿寒泻简单有效的饮食方法是什么？

答 《饮膳正要》中介绍吃炒黄面止寒泻的效果也很好。具体做法是：将面粉炒黄，调糊喂小儿，每天3次，具体用量根据小儿年龄、食量而定，一般1岁以上小儿一次用量10~15克，加入红糖3~5克，用开水10~15毫升调糊即可食用。年龄小者酌减，一般两三天小儿寒泻就能痊愈。

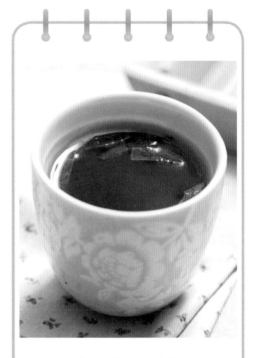

石榴皮红糖水

调理婴儿寒泻

材料： 石榴皮2~3克，红糖3克。

做法：

1. 将石榴皮、红糖放入锅中，加大约10毫升的水。
2. 用小火煮开3分钟，稍晾凉后给孩子喝，过5小时后再把剩下的喝完。

功效：温脾暖胃，止寒泻。

湿热泻，
喝点陈皮红枣汤

湿热型腹泻是孩子腹泻很常见的类型，夏秋之交最常见，它其实跟脾虚有关系。一般来说，患湿热型腹泻的孩子，大都平时脾胃虚弱，然后外感湿热，内伤食滞，湿热在手阳明大肠经壅滞，才会出现腹泻。

湿热泻的病因和常见症状

小儿湿热泻，由于大肠的传导功能失职，腑气不通，不通则痛，所以孩子时常会肚子痛。孩子腹痛后就有便意，但是常解完大便后疼痛也不能缓解。同时大便黏腻，气味也很臭。孩子会感觉肚子发胀，口渴，食欲不佳，浑身疲乏，烦躁不安。这种腹泻跟其他类型的腹泻相比还有一个明显区别，就是孩子会感到肛门灼热。这种类型的腹泻，需要清热、利湿、止泻。

食疗的同时，家长要注意不给孩子吃肥甘、厚腻、辛辣的食物，应尽量吃得清淡，可以选择菜汁、果汁、蛋汤、稀粥等流食。

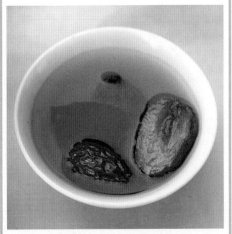

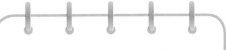

陈皮红枣汤
健脾止泻

材料： 干红枣 20 克，陈皮 10 克。

做法：

1. 铁锅内放上红枣，炒成微焦。

2. 加入洗净的陈皮，倒入适量水煎15 分钟。

用法：趁温热当茶喝。

功效：凡是脾胃虚弱、食欲缺乏、疲乏无力、大便稀溏等症状，都可以用大枣。陈皮可以健脾燥湿、降逆止呕，跟大枣合用，可以较好地调理食欲缺乏等症状。

喝苹果汤，伤食型腹泻好得快

每当节假日过后，伤食泻的孩子就会很多。为什么孩子会伤食泻呢？简单来说，吃太多，吃伤了。

伤食型腹泻的症状

伤食型腹泻的孩子，闹肚子的同时常伴随消化不良。他们往往会觉得腹胀，胃口不好，不想吃东西，还有口臭。因为腹泻前会肚子痛，所以孩子可能会哭闹不安，解完大便之后，腹痛会减轻，孩子就不再哭闹了。孩子的大便酸臭黏腻，如果是婴儿，大便中还可看到没消化的奶块。这种类型的腹泻，调理起来要消食和中。苹果有益脾止泻的功效，可调理伤食引起的腹泻。

苹果汤

益脾止泻

材料：苹果1个，食盐少许。

做法：

1. 将苹果洗净，去核切碎。
2. 锅内加250毫升水和少许盐，下苹果碎，煎成汤当茶喝。

用法：趁温热喝。

功效：通便止泻。

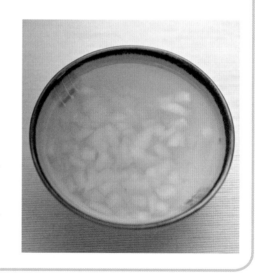

小贴士

超过1岁的孩子，可以直接吃苹果泥。将一个苹果洗净去皮，然后用刮子或汤匙慢慢刮成泥状即可。现在许多家庭有榨汁机或料理机，可以直接放进去打碎给孩子吃。它有通便、止泻的功效。

养好脾胃 孩子不积食 不生病

干姜炒面粉敷肚脐，
寒泻虚泻都能治

拉肚子是孩子最常见的病症之一，医学上称为"小儿腹泻"，其根本原因还是脾胃功能不完善。

孩子脾胃功能弱，伤食、受寒都会腹泻

孩子的身体如同幼苗一样稚嫩，需要精心呵护，既不能一个劲儿地施肥，又不能让孩子脾胃受寒。现在，许多家长生怕孩子吃不好，总给孩子吃高蛋白的食物。孩子本身脾胃功能就弱，吃的东西不消化，就会经常拉肚子。另外，秋冬两季，不注意给孩子腹部保暖，寒邪就会趁机侵入孩子体内，脾胃一受凉就容易拉肚子。孩子平时吃生冷食物或受凉后出现腹泻，或者平时吃饭食欲差、面色黄、消瘦，可以用干姜炒面粉敷肚脐来调理。

小贴士

孩子皮肤娇嫩，千万不要用胶布，以免弄破孩子的皮肤。棉布是最好的选择。

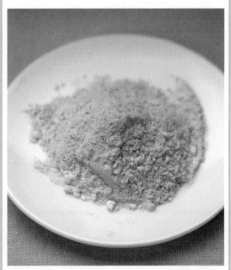

干姜炒面粉
调理腹泻

材料： 面粉 50 克，干姜粉 10 克。

做法：

1. 将面粉放在炒锅里炒黄炒焦，再将干姜粉混到一起炒一下。

2. 将炒好的粉，用一块棉布包上，敷在孩子肚脐上，敷 2 小时，一般能止泻（注意不要烫伤孩子）。

功效： 调理孩子因为受凉或者脾胃虚弱引起的腹泻。

孩子经常拉肚子，
摩腹 + 补脾经效果好

摩腹和补脾经，在调理小儿腹泻方面效果很好。

摩腹

摩腹做起来很简单，让孩子平躺，家长要用热水洗手或者摩擦生热，总之要保证双手不能比孩子的肚子凉。然后逆时针给孩子摩腹3分钟，一定要注意，是逆时针。因为顺时针摩腹能通便，逆时针摩腹才能止泻。摩腹之后，可以再揉肚脐1分钟。揉肚脐有利于补充肚子的元气，让肠胃早点恢复正常功能。

补脾经

家长一只手握住孩子手掌，另一手的拇指按住孩子拇指末节的螺纹面，顺时针或逆时针方向揉300次即可。推动时尽量要有节律，频率每分钟200~300次。补脾经可以健脾胃、补气血。

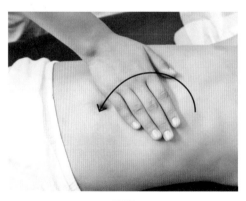

摩腹

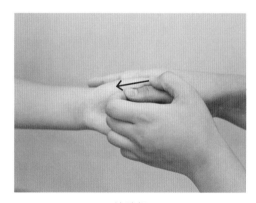

补脾经

专家
答疑

问 给孩子摩腹，要注意哪些问题？

答 无论是摩腹还是补脾经，都要做好保暖工作，否则让孩子受凉，那就得不偿失了。除了要做好保暖工作，由于孩子的皮肤很娇嫩，所以家长一定要注意剪短指甲，千万别伤着孩子。同时力度也别太大了，要柔和均匀，使孩子皮肤微红即可。

第 **6** 章

儿科医生
最怕治肚子痛

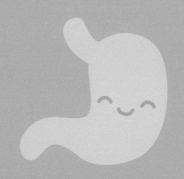

孩子肚子痛，病多在脾胃

要问儿科医生，最怕治疗什么病，多半会说"最怕孩子肚子痛"。差不多所有的小孩都曾经喊过肚子痛，但要明确腹痛的原因，往往比较困难。

为什么说小儿肚子痛很复杂

不少孩子只会说肚子痛，具体哪里痛，怎么个痛法却说不清，有没有其他伴随症状也说不清楚。对于医生来说，小儿腹痛，尤其是不会说话的婴幼儿腹痛，是个很棘手的问题。从肠绞痛到需要马上处理的肠套叠，从腹胀到阑尾炎，许多疾病都会导致腹痛。

养好脾胃，不让肚子痛折磨孩子

中医认为，脾胃是后天之本。孩子的许多健康问题都和脾胃有关。孩子腹痛可能是由脾胃虚寒、肠道功能受损引起的，只有养好脾胃，孩子才不容易被腹痛盯上。要注意孩子日常生活及饮食，因为孩子吃东西不会节制，而且有时候孩子不想吃，家长就哄着他吃，这些都容易造成孩子过饱，伤害肠胃。既不能让孩子吃得过饱，也不能饿得过头，否则就会伤脾。不让孩子挑食、偏食；不让孩子吃反季节水果；不让孩子在饭前吃零食、喝饮料。

注意肠道功能的保养

脾胃不好的孩子，平时要注意肠道功能的保养，饮食慎寒凉，忌过饥、过饱，因为过饥伤脾，太饱伤胃，并且晚上睡觉前尽量不要吃东西。

专家
答疑

问 如果孩子经常腹痛，家长该怎么办？

答 如果孩子经常腹痛，千万不要因为腹痛不剧烈或者能够自行缓解就不引起足够重视。这很可能是脾胃受损的表现，需要尽快调理，否则会影响孩子的身体发育。

脾阳虚的孩子，经常腹部寒痛

对于小儿腹痛，家长可能怀疑"是不是着凉了"？的确，受凉是引起腹痛的一个重要原因。

为什么腹部受凉会疼痛

腹部受凉，会使寒邪凝结在胃肠，使气机凝滞，不通则痛。不少孩子晚上睡觉时吹空调，第二天就会出现肚子痛的情况，如果用暖水袋敷一下，肚子暖和过来，疼痛就会缓解。

"傻小子睡凉炕，全凭火力壮"的医学道理

可是民间也有俗语说"傻小子睡凉炕，全凭火力壮"，生活中也能看到许多孩子很皮实，即使偶尔受凉，也没有大问题，第二天照样活蹦乱跳的。这是怎么回事呢？

其实，这两类小孩的区别就是脾功能的强弱。皮实的孩子脾功能好，对凉气的抵御能力强，不会轻易生病；而经常受寒腹痛的孩子，一般脾阳不足，不能克制寒气，这种孩子不仅经常腹痛，也容易呕吐、腹泻，并且因为阳气不足，不能温煦全身，手脚也时常是冰凉的。

孩子受凉腹痛，宜温运健脾

调理孩子受凉腹痛，以温运健脾为主。平常应吃一些健脾暖胃的食物，如山药、大枣等。同时要注意节制饮食，不能暴饮暴食，不吃过多寒凉之品，也不能吃太油腻和不易消化的食物。

薯蓣粥：健脾暖胃的古方

该方出自中医大家张锡纯，薯蓣也就是山药。用山药500克碾成粉，每次用30克山药粉，调入适量凉水，慢火熬煮，不停地用筷子搅动成糊状，时常食用，就会见效。

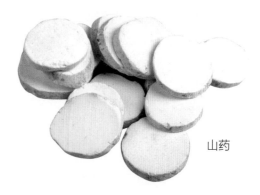

山药

第6章　儿科医生最怕治肚子痛

脾虚积食也会引起腹痛

对于孩子长期慢性腹痛来讲，积食是一个常见的诱发原因。

积食腹痛，可选消积导滞药物调理

如果孩子是积食腹痛，可在医生指导下选用消积、导滞、理气的中药进行综合调理，比如说，可用既能理气又可消食的砂仁、白蔻仁，再配上具有理气和胃作用的木香等。但是，对于轻度的积食腹痛，巧用盐和白萝卜也可以应对。

消积食，就用盐包热敷肚脐

把粗盐装进一个小布袋里，放入微波炉里加热，然后每天在孩子脐周热敷。中医将肚脐命名为"神阙穴"，认为它是人体体表重力场的中心，对人体中的外表物质有强大的收引作用。而盐具有软坚散结的作用，当热盐敷在脐周时可间接达于肠胃，从而可以软化肠道中积滞的食物，起到消积导滞的作用。

白萝卜熬水，消积化食好帮手

白萝卜是消积化食的好帮手，家长可将萝卜洗干净后熬水给孩子喂服，从而起到理气、消食、化痰的目的。

将生白萝卜捣成泥，敷在肚脐周围，可以促进肠胃蠕动，达到与热盐异曲同工之效。因为生白萝卜辛香走窜，入肺、胃经。

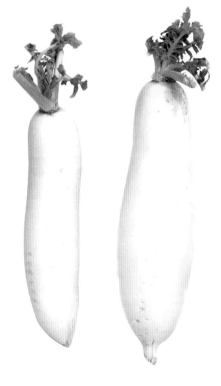

白萝卜
消积化食，止腹痛

红枣姜糖水，暖脾胃不腹痛

孩子肚子受凉会引起腹痛，多是胃肠受寒导致的。调理当以补充阳气来平衡阴阳，缓解腹痛。调理方法很简单，喝红枣姜糖水可见效。

红糖，补气养血、暖身的佳品

红糖能补气养血，是驱寒暖体不可缺少的滋补佳品。有研究表明，红糖含有十分丰富的微量元素，其中有些微量元素具有刺激机体造血的功能。

红枣姜糖水，温阳暖体缓解腹痛

红枣是常见的药食同源食物，性温味甘，主要功能是补中益气、养血安神，临床主要用于调理脾胃虚寒引起的腹痛、腹泻；生姜不仅具有活血、祛湿、祛寒等功效，还有健胃止呕的功效，所以，民谚有"冬吃萝卜夏吃姜，不劳医生开药方"的说法；红糖有补血益气、暖脾健胃的功效。

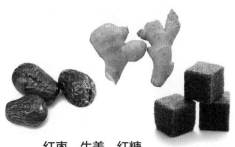

红枣、生姜、红糖
健脾暖胃的好"搭档"

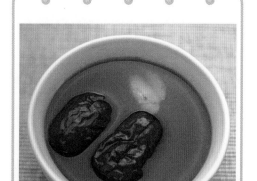

红枣姜糖水
消食化积

材料： 生姜5克，红糖15克，红枣4个。

做法：

1. 生姜洗净，切成片；红枣洗净，在表面用刀划2刀。

2. 锅中加2碗水，烧开后放入姜片、红枣和红糖。

3. 大火烧开后改为小火，煮15~20分钟即可。

用法：趁热服用。

功效：红枣、生姜、红糖都是温性食材，有滋阴补阳的功效，可调理脾胃虚寒引起的腹痛、腹泻。

枸杞山药牛肉汤，健脾温阳止腹痛

牛肉是餐桌上不可或缺的一种食材，也是一味暖脾益胃的好食材，尤其适合脾胃虚弱的孩子食用。

健脾补气多吃黄牛肉

中医认为，牛肉有很好的补益作用。《韩氏医通》记载："牛肉补气，与黄芪同功。"牛肉能补脾胃、益气血、强筋骨，中气不足、气血两亏、脾虚腹痛腹泻的人，尤其适合多吃牛肉。

相比而言，黄牛肉补气血、健脾胃的作用更好，更适合脾胃虚弱的孩子。但是因黄牛肉性偏热，所以口舌生疮、容易过敏的孩子最好别吃。

吃牛肉，搭配有讲究

牛肉与不同的食材搭配，有不同的养生功效。

> 牛肉 + 枸杞子：补虚健体

> 牛肉 + 黄芪：补气

> 牛肉 + 山药：温脾止泻

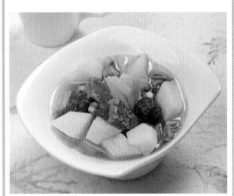

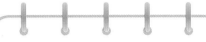

枸杞山药牛肉汤

健脾补气

材料： 牛肉 150 克，山药 100 克，莲子 15 克，桂圆肉、枸杞子各 10 克，葱段、姜片、清汤、盐各适量。

做法：

1. 牛肉洗净，切块，焯水捞出沥干；山药洗净，去皮，切块；莲子、枸杞子、桂圆肉洗去杂质备用。

2. 砂锅内放入清汤、牛肉、葱段、姜片，大火烧开后，改小火炖 2 小时，放入山药、莲子、枸杞子、桂圆肉，小火炖 30 分钟，加盐调味即可。

功效：暖脾祛寒，止腹痛。

喝健脾保和汤，
积食腹痛好得快

许多家长反映，既然积食会引起孩子腹痛，有没有什么好方法来调理孩子积食腹痛呢？

调理积食腹痛，主要是消食和胃，可以给孩子熬保和汤喝。

保和汤，元代名医朱丹溪的方子

保和汤的原方叫保和丸，是元代名医朱丹溪的方子。保和丸是记载在《丹溪心法》里面的一个方子，原文说的是"保和丸：治一切食积"，后世医家经常用它解决孩子和老人由积食引发的一系列问题。

如果孩子的积食腹痛是以肉食为主，山楂的量可以加大一点，用15~20克；如果是面食为主的积食，莱菔子可以多加一点，用10~15克；如果孩子积食时间久了，神曲的量可以用得多些，用12克，同时加鸡内金6克，可以很好地消除陈腐的积食。

另外，每个孩子的情况不会完全一样，方子也会相应地调整。建议大家遇到孩子积食的问题，可以去医院请中医师根据孩子的情况调整药方。

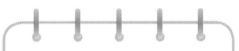

保和汤

积食腹痛好得快

材料： 山楂12克，神曲6克，法半夏、茯苓各9克，陈皮、连翘、莱菔子各3克。

做法：

1. 把药材淘洗2遍。
2. 将药材放在煮药锅中，用水浸泡30分钟，水能浸没药材即可。
3. 大火煮开后，转小火煮20~30分钟即可。

用法： 每天3次，每次饭后30分钟喝。

功效： 健脾消食。

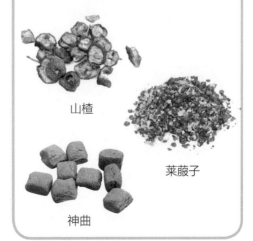

山楂

莱菔子

神曲

艾叶水泡脚，祛寒邪解腹痛

艾叶有温经通络的作用，用艾叶水泡脚，能有效地帮助孩子驱走体内的寒邪，从而缓解腹痛。

艾叶水泡脚，全身暖融融

脚是人体经络的集中处。全息医学认为，脚上有人体所有脏腑器官对应的穴位。脏腑的病变可以通过经络互相影响，而通过刺激脚底疏通经络，又可以达到治疗脏腑病变的效果。所以泡脚有益于身体健康，南方的一些地区很流行用足疗的方法保健身体。用艾叶水泡脚，除了有温热的效果外，还能充分利用艾叶药效，散寒功效会更好。

但不能让孩子在空腹的情况下泡脚，也不能在泡脚时进食生冷食物，否则会损伤孩子体内的阳气。可以在泡脚前给孩子喝一碗热粥，或者喝一杯生姜红枣水，这样效果更好。

艾叶水泡脚的方法

材料： 艾叶 50 克（手抓一把的量）。

做法：

1. 将艾叶放到锅里，加入几杯水煮沸。
2. 煮沸后，兑入凉水，变成温水给孩子泡脚。

用法： 一般连泡 2～3 次即可。

功效： 艾叶祛除里寒的效果很好，尤其适用于寒邪在身体里入侵得比较深的孩子，可调理孩子受寒腹痛。

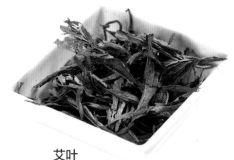

艾叶
温经通络，祛寒

专家答疑

问 艾叶水泡脚温阳散寒效果好，能不能经常让孩子使用？

答 艾叶水泡脚不能天天用。有的家长看到艾叶水泡脚有这么多好处，就经常煮艾叶水给孩子泡脚，甚至每天给孩子泡，可是艾叶水泡脚太过频繁，孩子反而会出现上火、脾气急躁等情况。因为小儿是"纯阳之体"，每天给孩子用温热的药物，孩子就会出现问题。任何好的东西、好的方法，只有使用得恰到好处，才能有益于孩子的健康。

养好脾胃 孩子不积食 不生病

孩子受凉肚子痛，
用肉桂丁香贴敷肚脐

肉桂、丁香是温热散寒中药，改善脾胃虚寒引起的腹痛效果很好。用肉桂、丁香作为药贴，贴敷在肚脐上，能够缓解孩子受寒凉引起的慢性腹泻。

肉桂丁香贴，暖脾胃止腹痛

肉桂丁香贴，主要由肉桂、丁香、吴茱萸、木香、苍术、五倍子等中药材组成。中医认为，吴茱萸、丁香辛热，可除寒呕、温胃；木香微温，散滞和胃；肉桂辛热，通脉、温补；苍术苦温，健脾燥湿；五倍子味酸寒、收敛固涩。这些药材合用敷脐能通神阙穴，具有祛风燥湿，健脾，解除腹胀、腹痛的功效。

肉桂丁香贴的使用方法

中药：吴茱萸 10 克，丁香 10 克，木香 5 克，苍术 12 克，肉桂 10 克，五倍子 10 克。

方法：将以上中药共研成细末，混匀后加食醋适量调成糊状，敷于孩子脐部，用棉布或伤湿止痛膏严封固定，每 2 天换药 1 次。

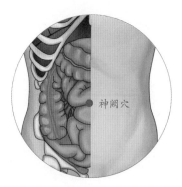

神阙穴

肉桂
以皮细肉厚，外皮灰褐色者为佳

丁香
个大、粗壮、色红棕、油性足者为佳

吴茱萸
酸味浓、干燥无核、洁净者为佳

木香
坚实、香气浓、油性大者为佳

苍术
质坚实、断面朱砂点多、香气浓者为佳

五倍子
表面灰褐色或灰棕色，微有柔毛者为佳

补脾经、揉板门、揉中脘，
不让肚子痛折磨孩子

　　孩子腹痛是较为常见的病症，表现为下腹、脐周发生不同程度的疼痛，常伴有形体消瘦、哭闹不安等情况。引起腹痛的原因很多，饮食不规律或不节、受凉等都会引起腹痛。中医认为，腹痛主要与饮食不节、寒温失调、情志刺激等因素有关。

临床医案

按揉中脘、足三里，腹痛轻松除

　　一位妈妈带着她7岁的小女儿找我，说前天晚上美味吃多了，半夜孩子就开始肚子痛。到医院看急诊，医生诊断是急性肠胃炎导致的腹痛，建议针灸调理。可是孩子不配合，吓得哇哇直哭。我在孩子的足三里和中脘穴上按揉了30～50次，孩子的肚子就不痛了。

补脾经

【精准定位】拇指桡侧缘指尖到指根成一直线。

【推拿方法】用拇指指腹从孩子拇指指尖向指根方向直推脾经50～100次。

【取穴原理】补脾经可以温暖脾胃，调理孩子因脾胃虚寒导致的腹痛。

揉板门

【精准定位】手掌大鱼际整个平面（面）。

【推拿方法】用中指指腹揉孩子板门100次。

【取穴原理】揉板门可健脾和胃，通达上中下三焦之气，缓解孩子虚寒腹痛。

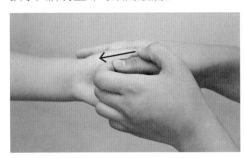

补脾经

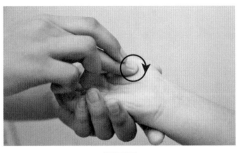

揉板门

清大肠经

【精准定位】食指桡侧缘，自食指尖至虎口成一直线。

【推拿方法】用拇指从孩子的虎口部位直推向食指尖 100~300 次。

【取穴原理】清大肠经能清利肠腑，可辅助治疗孩子便秘、腹泻等症。

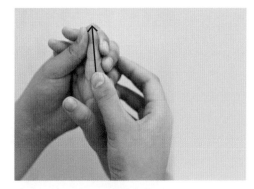

清大肠经

揉中脘

【精准定位】肚脐直上 4 寸处。

【推拿方法】用掌根或者全掌按照顺时针方向揉孩子中脘穴 3~5 分钟。

【取穴原理】揉中脘穴可辅治孩子腹胀、呕吐、泄泻、食欲缺乏、腹痛等。

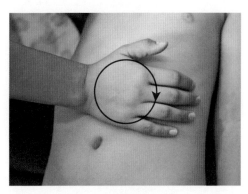

揉中脘

按揉足三里

【精准定位】外膝眼下 3 寸，胫骨旁 1 寸。

【推拿方法】用拇指指端按揉孩子足三里穴 30~50 次，两侧可以同时进行。

【取穴原理】按揉足三里可健脾和胃、调中理气。主治孩子腹痛、腹胀、打嗝。

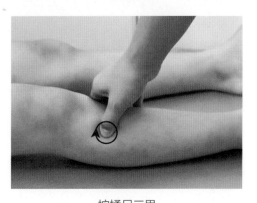

按揉足三里

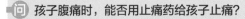

专家
答疑

问 孩子腹痛时，能否用止痛药给孩子止痛？

答 不能在没有医生允许的情况下随意给孩子服用止痛药，因为某些药物可能会对孩子胃黏膜产生刺激，从而使疼痛加重。

拿肚角，孩子腹绞痛轻松止

有的孩子在成长过程中，时常会感觉肚子痛，有时候痛得在地上打滚，过一会儿就好了。送到医院，医生检查也说没问题，B超、CT都做过，是正常的。这是怎么回事呢？

不明原因的腹痛，可能是生长过快引起的

一般孩子腹痛，如果不是腹腔内器质性病变，那么很有可能就是胃肠生长痛。因为孩子生长发育快，机体的血液供给发生一时性不足，肠道在暂时缺血状态下，就会出现痉挛性收缩，引起疼痛；也可因自主神经功能紊乱，导致肠壁神经兴奋与抑制作用不协调，肠管平滑肌强烈收缩而引起疼痛，所以医学上又称为儿童肠痉挛。

如何判断孩子是否是胃肠生长痛

胃肠生长痛是一种正常生理现象，最常见于3~12岁生长发育期的孩子。孩子是否是胃肠生长痛，父母可这样判断：疼痛反复发作，而且每次时间较短，一般不超过10分钟，疼痛部位以脐周为主，或者是上腹。疼痛没有规律性，疼痛程度也不一致，轻者仅为腹部不适感，重者则表现为腹部绞痛，可以看到孩子痛得面色发青或发白，甚至恶心呕吐，还能听到"咕噜咕噜"的肠鸣音。

拿肚角，止腹痛要穴

【精准定位】脐下2寸（石门穴）旁开2寸的大筋上。

【推拿方法】以拇指、食指和中指相对用力拿捏肚角，左右各拿1~3次。

【取穴原理】肚角为止腹痛要穴，对于孩子腹绞痛有调理功效。

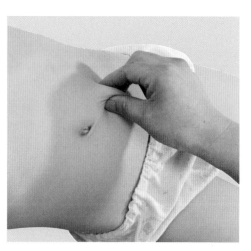

拿肚角

第 7 章

孩子常感冒、咳嗽，脾肺同治效果好

脾虚的孩子爱感冒

中医认为，小儿感冒的病因有两方面：一是外感因素，二是正虚因素。外感因素指的是自然界的邪气，我们经常听到的外感风寒、外感风热，这些都是引起感冒的原因。但不是有了外感因素就一定会感冒，也不是所有孩子都会感冒，那为什么有的孩子还会感冒呢？

临床医案

脾虚的孩子时常爱感冒

有个 5 岁的小男孩，妈妈带着他来看病。妈妈说他经常感冒，一感冒就高热、咳嗽，总要去医院打针、输液，每次都要折腾很久才能好。有时好了，过不多久又感冒了。我看孩子的舌苔白腻，再给孩子把脉，发现孩子体内有积食，体表又感染风寒，所以经常感冒咳嗽。妈妈说，孩子平时吃饭老没胃口。

我对孩子的妈妈说，孩子脾虚，身体素质差，所以时常感冒，还不容易康复。我给这孩子开了调理风寒感冒咳嗽常用的"杏苏散"，并加上山楂、大枣等化积消食的药。吃了三副后，孩子的病情明显好转了。

孩子爱感冒，可能是脾虚了

就和上面案例中讲到的情况一样，有的孩子爱感冒，而且到医院打针、输液刚好不几天，又感冒了。这种孩子平时还不爱吃饭，消化不好。这种情况，表面上是肺脏的病，深层次却牵连着脾。临床上，因为脾虚导致积食，遇上外感风寒就感冒的孩子很多。

中医认为"四季脾旺不受邪"。脾和肺是母子关系，脾负责提供充足的"乳汁"（营养）给肺，肺才会强健不受损伤。脾虚了就不会营养肺脏，就容易感冒、咳嗽。所以，给孩子补肺首先要健脾，可以食用山药、胡萝卜、小米等。

孩子经常感冒、消化不好，脾和肺得兼治

孩子脾虚、肺虚引起的感冒，调理时除了常规的疏风解表，还需要健脾消积、益气固表。平时常吃一些健脾益肺的食物，可以预防感冒、咳嗽。

孩子感冒，分清风寒、风热再用药

感冒是小儿很常见的疾病，但当孩子被感冒盯上之后，不少家长认为用点感冒药就能见效。其实不然，中医将小儿常见的感冒分为风寒和风热两种。不同的感冒类型，调理方法也不同，如果方法错了，调理结果会事半功倍。

千万不能滥用感冒药

记得看过一则新闻，一个小保姆在家里看孩子，她发现给孩子吃了感冒药后，孩子会嗜睡，不会给她添麻烦，于是每天给孩子吃感冒药。等孩子父母发现的时候，孩子已经吃了将近半年的感冒药。可以想象，这个孩子的智力及各方面成长会受到怎样的摧残。当然，这只是一个比较极端的滥用感冒药的案例，但这也告诫各位家长，感冒药也是有不良反应的，一定不能随便给孩子吃感冒药。孩子感冒时，一定要先分清寒热再给孩子吃药。

风寒感冒的常见症状

中医说的风寒感冒是生活中最常见的，大多数家长都能辨别清楚。一看到孩子流清涕、怕冷、发热、头痛，也不出汗，就知道他是衣服穿少了，着凉了。

风热感冒的常见症状

同样是发热、头痛、鼻塞，但流的是稠鼻涕，孩子还满脸通红、口很干、一个劲地要喝水。另外，舌苔不是正常的薄白，而是黄色的，舌体通红，这就是热证，也就是风热感冒。

一表看懂风寒、风热感冒的区别

病症类型	症状表现	推荐用药
风寒感冒	发热又怕冷、无汗、鼻塞、流清涕、口不渴、咽不红	小儿至宝丸（请遵医嘱使用）
风热感冒	发热，微微有汗，并伴有头痛、鼻塞、流黄涕、打喷嚏、咳嗽声重、咽喉肿痛、口干唇红	小儿感冒颗粒（请遵医属使用）

风寒感冒，喝姜糖紫苏叶饮

孩子受寒感冒时，鼻涕是像水一样清稀的。一旦发现流清涕要迅速温阳气、温经络。这时候，就需要一种能使孩子体内气血循环变好的调理方法。

紫苏叶，清香美味的驱寒佳品

生活中，我们每天都会接触大量的感冒病毒。当孩子身体状况差，同时温度又剧烈变化时，孩子体内的防御系统就会紊乱，不能立刻戒备、抵御外敌。抵御不了，孩子就会受寒，会感到身上发冷，流清涕，打喷嚏。

孩子感冒出现了流清涕症状，发表散寒是首要任务。中药紫苏叶既芳香味美又有很好的解表散寒功效。

紫苏叶煮水，抵御外寒来袭

当孩子出现外寒来袭的感冒、流清涕时，用紫苏叶、生姜、红糖煮水给孩子饮用，可以抵御外寒侵袭，令孩子感冒好得更快。紫苏性温、味辛，可散寒解表、宣肺化痰、行气和胃；生姜、葱白辛温通阳、散寒解表，与紫苏叶合用效用增强；红糖甘温，既可温中散寒，助紫苏叶、生姜发散在表之寒，又可作为调味品，缓解生姜、紫苏叶、葱白的辛辣之味。

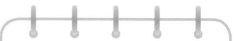

姜糖紫苏叶饮
调理风寒

材料： 紫苏叶 5 克，生姜 3 克，葱白 2 段，红糖 10 克。

做法：

1. 将紫苏叶洗净；生姜洗净，切片；葱白切成 2 小段；红糖取出备用。
2. 将生姜、紫苏叶、葱白洗净后放入锅中煮沸，放入红糖搅匀即可饮用。

功效： 这款饮品可发汗解表、暖胃祛寒。主要用于小儿风寒感冒见鼻塞、流清涕、发热等症。

专家答疑

问 如果孩子不喜欢紫苏叶的味道，怎么办？

答 孩子不喜欢紫苏叶的味道，可以用紫苏叶水给他泡脚。取紫苏叶 3 克、荆芥 3 克，放到锅里，倒入 4 杯水，盖上锅盖，熬开锅。5 分钟后关火，闷 7~8 分钟。然后将药汁兑入温水中，给孩子泡脚。泡至孩子身体微微出汗即可。

养好脾胃 孩子不积食 不生病

风热感冒，喝金银花薄荷饮

一般感冒初期，孩子都是流清涕。如果没及时祛除寒凉，或者又吃了一些上火的东西，比如油炸食品或者炒货，这时孩子的体内有寒又有热，就会出现流黄涕的现象。所以流黄涕通常在感冒初期是不会出现的。当孩子出现了流黄涕的感冒症状，可以用金银花和薄荷泡茶饮用。

金银花＋薄荷，清热凉血效果佳

金银花大家都很熟悉，夏天开放的时候很香，开白色或者乳黄色的小花朵，它香气袭人，有清热解毒的作用；薄荷有疏风散热，清利头目的效果。两者合一制成茶饮，对于调理孩子风热感冒有很好的效果。

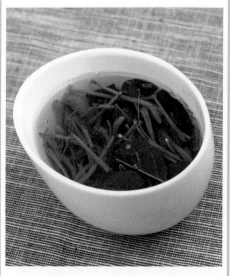

金银花薄荷饮

清热凉血

材料： 金银花 30 克，薄荷 10 克，白糖适量。

做法：

1. 先将金银花加水 500 毫升，煮 15 分钟。
2. 再加入薄荷煮 4 分钟。
3. 滤出加适量白糖。

用法： 早饭后半小时温服。

功效： 此饮品有清热凉血、解毒、生津止渴的功效，适合风热感冒的孩子服用。

> **小贴士**
>
> 金银花薄荷饮只适合体质平和或内热体质的孩子服用，脾胃虚寒的孩子不宜用金银花薄荷饮。另外，不要饮用隔夜的金银花薄荷饮。

葱白粳米粥，健脾化痰效果好

孩子感冒时，身体经历了激烈的正邪较量，能量被消耗殆尽，脾胃之气不足，这时最适合的是让脾胃休养生息，用缓和平淡的食物来补脾，给脾胃休息的机会，不宜给孩子吃高热量的食物，以免加重孩子脾胃的负担。

临床医案

一碗暖暖的粥，养胃气促吸收

一个妈妈带着孩子来看感冒，说已经十多天了，吃了许多药，孩子就是没好彻底，总是有痰。我看这个孩子脸色有点黄，舌苔也特别厚，本身就有些积食。感冒以后，应该让孩子的胃肠道休息一下，喝点有助于消化的粥，化一下积食。胃气养好了，肺气就会通畅，就能起到止咳化痰的功效。我给孩子推荐了葱白粳米粥，此粥不仅可发汗散寒，还能调理脾胃。服用了几天，孩子的感冒就好彻底了。

感冒时喝碗热粥，散热驱寒效果好

感冒时可以喝点温热的粥，有助于机体发汗、散热驱寒，促进机体正气的恢复。再者，孩子感冒后胃口较差，胃肠道消化功能不好，喝粥养胃气时，可以促进营养吸收。另外，有些药对胃肠道有一定刺激，喝粥还能起到保护胃黏膜的作用。

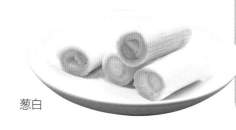

葱白

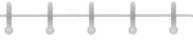

葱白粳米粥

驱寒暖胃

材料： 葱白20克，粳米适量，生姜片3~5片。

做法：

1. 把粳米煮粥，至将熟。
2. 将葱白放在粥中一起煮开。
3. 再放入生姜片煮10分钟即可。

用法：趁热服用。

功效：葱白有发汗散寒的作用，粳米很适合调理脾胃。

热敷大椎，风寒感冒好得快

孩子受凉感冒以后，最重要的就是让孩子的身体暖起来，身上的阳气强盛了，寒邪闭住的经络就会通畅起来，这样就能够抵抗寒邪。

大椎穴，温补阳气效果好

中医认为，人体躯干的前面属阴，后面属阳。后背正中脊柱的位置是督脉通过的地方，督脉主一身的阳气。这条经脉上有很多能调理脏腑的穴位，大椎穴就是其中之一。

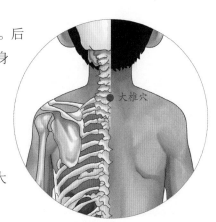

人体共有7条经脉在大椎穴交汇，手三阳经、足三阳经和督脉。三阳经六条经脉的阳气和督脉的阳气通过大椎穴一起上行到头颈部，所以大椎穴是阳气汇聚之处。

热敷大椎穴

孩子的机体比较敏感，用热水袋敷一下大椎穴，有很好的效果。让孩子坐着低头，或者趴在床上，取一个大小合适的热水袋，装上70~80℃的热水。然后将热水袋敷在孩子颈后，热敷半小时左右。热气不断传递到孩子身上，后背经络就会暖起来，这样身体阳气被调动起来，孩子全身很快都会感到有热度，接着会微微出汗，寒邪就会从身体里被驱赶出去。注意热敷时水不能太烫，以免烫伤孩子皮肤。如果担心太烫，可以在孩子身上垫一块毛巾。

专家答疑

问 如果家中没有热水袋，怎样给孩子做热敷？

答 用热毛巾也可以。把热水浸泡过的毛巾拧干，敷在大椎穴上，温度以孩子感觉到微烫为宜，热敷20分钟即可。需要注意的是，毛巾的温度降低后，要及时更换热毛巾。这个方法同样适用于平时，父母经常在睡前给孩子揉一下大椎穴，可以激发孩子身体的阳气，预防感冒。

孩子感冒头痛，
喝葱白豆豉汤效果好

葱白豆豉汤，也叫葱豉汤，是古代著名的医学家陶洪景发明的方子，专门调理风寒感冒引起的头痛。孩子感冒伴有头痛症状，喝了这个汤之后，身体会微微出汗，寒邪也会相应散去。

大葱不同部位的作用各不相同

我们做菜时经常会用到大葱，其实孩子受寒感冒时，大葱的用处也不小。中医认为，葱不同部位的作用是各不相同的。清代医学家汪绂认为：葱的全身一起用，可通行全身之气；葱根和葱白，通行肌肤之气；而青的部分和葱头的尖儿，则可以通利头目之气。

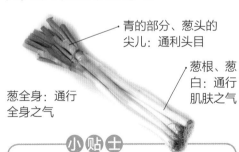

青的部分、葱头的尖儿：通利头目

葱根、葱白：通行肌肤之气

葱全身：通行全身之气

小贴士

孩子受寒感冒，可以用葱白香菜汁熏蒸鼻子。中医认为，肺开窍于鼻。孩子受寒后，护理鼻子很关键。可取3段葱白、4块姜片，一起煎汁。当药气出来，让孩子保持一段安全距离去嗅这个蒸汽，可借药气来调理身体。

不同吃法有不同药效

葱使用方法不同，药效也不同：生吃有通畅身体外部气血的作用；泡热水喝能起到发汗散寒的作用；做熟吃，则可以补益体内的脏腑中焦。调理风寒感冒，经常用葱白散寒。当孩子因风寒而头痛时，喝葱白汤有很好的疗效。

葱白豆豉汤
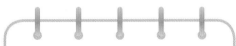
健脾补气

材料： 葱白3段，淡豆豉4克（中药店有售）。

做法：

1. 将葱白切成小片，放入锅里；再倒入淡豆豉。

2. 放入2杯水，盖上锅盖。大火熬开，小火熬5分钟即可。

用法：葱豉汤不是要全部喝下，要看情况喝。如果微微出汗，就不用再喝了；如果没出汗，还要继续喝。具体的用量，要根据孩子的情况来调整，没有固定标准。

孩子感冒流涕不止，
揉迎香按风池就有效

有的孩子感冒好了后，还会流鼻涕，同时还有鼻塞。还有的孩子长期鼻塞、打喷嚏、流清涕。这两种情况都可以揉迎香穴、按风池穴。

孩子感冒后流涕不止的原因

鼻涕是属于肺的液体，中医讲肺开窍于鼻。孩子感冒后流鼻涕不止，很可能是病邪没清干净，留在鼻腔里所致，流鼻涕就成为身体排出病邪的一种方式。残余的病邪留在鼻腔出不去，主要是因为正气不足，身体里的防卫力量不够强大。

按揉迎香穴，疏通鼻部经络

【精准取穴】在鼻翼两边凹陷的地方，鼻唇沟的中间。

【按摩方法】用中指指端按揉孩子迎香穴50~100次。

【功效主治】迎香穴是调理鼻部疾病的特效穴，按揉迎香穴可以疏通鼻部经络，促进鼻部血液循环，对调理流清涕有很好的作用。

按风池，调理流涕不止

【精准取穴】在颈后面的发际位置，位于头后面大筋的两旁与耳垂平行凹陷处。

【按摩方法】用拇指点按风池穴，持续地往上点按。风池穴在点按时会有酸酸的感觉，所以力度不能太重，以让孩子不感到疼痛为宜。点按时间通常在5~10分钟，如果是7岁以上的孩子，时间还可再长一些。

【功效主治】不仅对调理流鼻涕有很好的效果，对头面部的疾病也有一定作用。

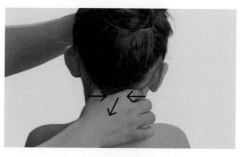

按揉迎香穴

按风池

孩子受湿会得寒湿和暑湿两种感冒

　　许多家长认为，感冒多是孩子受寒引起的。实际上，自然界的风、寒、暑、湿、燥、火这六淫，任何一种都会引发感冒。所以，孩子在生活中也会患上湿邪导致的感冒。湿邪引起的感冒常见的有两种：寒湿感冒、暑湿感冒。

暑湿感冒和寒湿感冒，是怎样盯上孩子的

　　夏天气温高，孩子皮肤上的毛孔因为要散热处于开泄状态，这时候如果进入冷气过低的房间、直接喝冰箱里的冷饮、睡觉不盖被子等过冷的刺激都会使皮肤毛孔闭合，湿气容易趁虚而入。孩子就容易出现发热、头痛、腹泻、全身乏力等症状，这就是常见的暑湿感冒。

　　最近几年，全国很多地方湿气偏重。湿气重，人就容易患上寒湿和暑湿两种感冒。一般天冷的时候会有寒湿，天热的时候会有暑湿。但现在因为空调使用频繁、时常喝冷饮，所以患寒湿感冒的孩子比暑湿感冒的多。

寒湿是怎样进入孩子体内的

　　中医认为，寒湿聚在上焦，则会使人心烦、头晕、头痛；伤于脾胃（中焦），则会感觉胸闷、腹胀，或呕或吐；伤于下焦，则会引发便溏或泄泻。

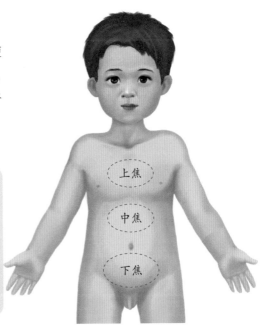

专家
答疑

问　夏天孩子吹空调，如何预防感冒？

答　在进入空调房前，先让孩子缓一缓，将身上的汗发散一下，然后再进入。这样会防止湿气过多进入孩子身体，能够有效预防感冒。

荷叶冬瓜粥，清暑化湿治感冒

孩子夏季多发的暑湿感冒，也叫胃肠型感冒，表现症状为高热无汗、胸闷、食欲缺乏、呕吐、腹泻、舌苔厚或黄腻。孩子被暑湿感冒盯上后，喝荷叶冬瓜粥效果好。

荷叶清暑，冬瓜健脾

中医认为，荷叶有清凉解暑、止渴生津的功效，可以清火解热；冬瓜可健脾生津、利水止渴。荷叶和冬瓜一起熬粥食用，有健脾祛湿、消暑的作用，可以调理小儿暑湿感冒。

暑湿感冒，不要用葱、姜、糖

暑湿感冒是夏天特有的病症。所以我们用平时在秋冬季节患感冒用到的葱、姜、糖来熬汤喝是不可以的，因为这三样只是对风寒感冒有效，对暑湿感冒就是火上浇油了。姜、葱都是辛温食物，能发汗，然而暑湿感冒在调理上应以清暑解表为原则。所以，不能食用这些可以助长热势的食物。

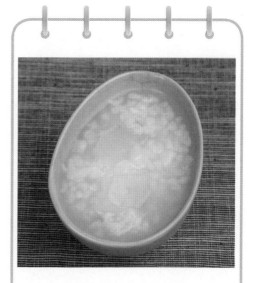

荷叶冬瓜粥

健脾祛湿、消暑

材料： 冬瓜250克，粳米30克，新鲜荷叶2张，白糖5~6克。

做法：

1. 新鲜荷叶洗净后煎汤500毫升，过滤后取汁食用。
2. 冬瓜去皮，切成小块。
3. 砂锅内加水，烧开，加入粳米、冬瓜块，待粥熟时，加入荷叶汁和白糖即可。

用法：早晚服用。

功效：冬瓜清热生津、利水止泻；荷叶清热解暑。适用于孩子夏天受湿热引发的感冒。

孩子寒湿感冒，
给他喝生姜葱白红糖汤

夏季阴雨连绵；孩子从外边玩耍回来满头大汗，进屋就喝冷饮；长期在空调房内待着……这都容易使寒湿从皮肤的毛孔中侵入身体，从而被寒湿感冒盯上。

寒湿感冒的表现症状

孩子患上寒湿感冒，常见的症状有头痛发热、流清涕、腹泻等。调理寒湿感冒，以祛寒暖阳为主。

姜的种类和功效

姜在中医里的种类很多，有干姜、生姜、煨姜、姜皮、炮姜等。

姜的种类	制法	功效
干姜	姜最早的根茎（母姜）晒干而成	温中散寒，暖肺
生姜	母姜种在地下，发芽，长出其他根茎，新生的姜块叫生姜	辛辣之性比干姜要差，以发散为主
煨姜	把姜用湿纸包上，放在火中煨	和中止呕
姜皮	生姜的外皮	去除水肿
炮姜	把姜放火里炮焦	暖经，多用于妇科病调理

生姜葱白加红糖，祛寒暖阳效果好

生姜有发散表寒的作用；葱白可散寒，温通肌肤；红糖可散寒暖体。将生姜、葱白、红糖一起熬汤，孩子饮用后可祛除寒湿，调理感冒。

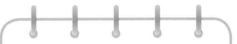

生姜葱白红糖汤
祛寒暖阳

材料： 生姜、葱白、红糖。

做法：

1. 取2块拇指粗的生姜，斜着切3片，切葱白半段，一起放到锅里，放入1勺红糖，再加入2杯水，盖上锅盖，大火熬开锅。

2. 小火熬3分钟，关火，再闷10分钟即可。

用法：早餐后半小时服用。

功效：孩子饮用此汤后，会微微出汗，气血一通畅，寒邪就被祛除了。

让孩子背部变暖，感冒就好得快

中医认为，人的后背属阳，主一身阳气的督脉从后背的正中通过，足太阳膀胱经从督脉的两侧通过。因此，当寒邪来袭时，若让孩子的后背温暖起来，一身的阳气就会强盛，这样就能抵抗寒邪。

在生活中有很多让孩子后背暖起来的方法。

热水袋暖背法

如果孩子受了寒，感觉冷，打喷嚏，流清涕，可以给热水袋中灌上水，让孩子钻进被窝，将热水袋放在距离孩子后背约16厘米的地方，具体位置在孩子后背上部与脖子附近，也就是在肺俞穴和大椎穴之间的位置，不要贴到皮肤，以免烫伤孩子。躺一段时间，孩子就会微微出汗，寒邪就会被驱逐出去。需要注意的是，在这之前最好先让孩子喝些粥，肚子里面有食物才能更好地发汗，否则空着肚子是不易发汗的。

电吹风暖背法

先用一块毛巾披在孩子后颈上（大椎穴附近），然后打开电吹风，让暖风不断地吹毛巾。电吹风要沿着督脉缓缓地上下移动，不要总是集中在一个点吹，以免烫伤孩子。很快孩子就会感觉到热度，身体温暖起来，再过一会儿就会微微出汗，这样寒邪就会被驱逐出去。

暖气贴背法

冬天有暖气的家庭，如果能够利用，暖气也能派上用场。先让孩子喝碗热粥，然后搬一把小板凳，让孩子靠暖气坐下，将后背贴在暖气上。过一会儿，孩子就会感觉身体变暖和，同样也能将寒邪祛除出去。

揉一窝风、小天心，
对各种感冒都有效

对于小儿感冒，推拿的效果往往比较好，尤其是缓解症状，经常是按一按鼻子就通气了，体温也会下降。平时给孩子做保健推拿，可增强肺功能，提高抵抗力，预防感冒。

临床医案

揉一窝风、小天心，孩子感冒能防能治

媛媛从出生到 4 岁，经历过大大小小的感冒，每次都是一有气候变化，就会被感冒盯上，伴随而来的是打喷嚏、流鼻涕、咳嗽。每次感冒，基本上都是通过我做推拿来调理，我给孩子揉一窝风 100 次，揉小天心 100 次。上午做推拿，下午打喷嚏、流鼻涕的症状就能够缓解，2～3 天感冒症状就可以痊愈。

揉一窝风

【**精准取穴**】手背腕横纹正中凹陷处。

【**推拿方法**】用拇指端按揉一窝风 100～300 次。

【**功效主治**】祛风散邪，防治感冒。

揉小天心

【**精准取穴**】手掌大小鱼际交接处凹陷中。

【**推拿方法**】中指端揉小天心 100～300 次。

【**功效主治**】清热安神，防治感冒。

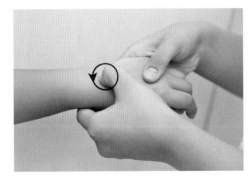

揉一窝风

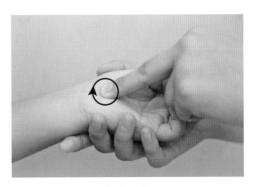

揉小天心

春冬两季，如何防治孩子得流感

春冬两季气候变化多端，忽冷忽热，体质差的孩子就很容易得流感。因此，做好流感预防很有必要。只需家长为孩子做几个小动作，就能简单有效地预防流感。

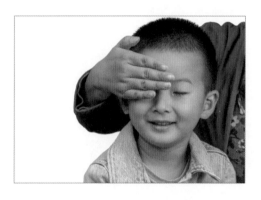

干洗脸

两手掌快速互搓，发热为度，然后用擦热的手按在前额，先顺时针方向环摩面部50下，再逆时针方向环摩面部50下，使面部有温热感。

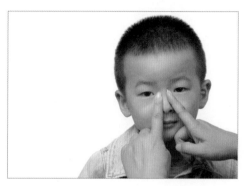

推擦鼻部

用两手食指在鼻梁两侧做快速上下推擦，用力不要过重，以局部产生的热感向鼻腔内传导为度。

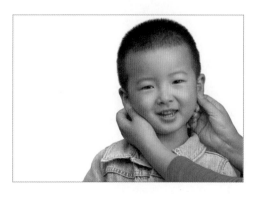

搓揉耳垂

用双手拇指和食指搓揉双侧耳垂，反复操作1~3分钟，以耳垂发热为度。

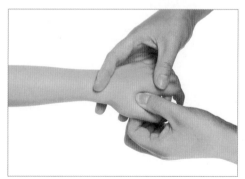

按揉合谷

合谷位于拇指和食指之间，在第2掌骨桡侧中点，用拇指指腹按揉50下。

脾为生痰之源，
健好脾咳嗽好得快

《黄帝内经》中记载"五脏六腑皆令人咳，非独肺也"。不单是外邪直接犯肺会引起咳嗽，其他脏腑疾病也会影响肺脏，造成咳嗽。比如饮食不当，脾失健运，水湿内停，也会导致咳嗽。

脾为生痰之源，肺为贮痰之器

中医认为，"脾为生痰之源，肺为贮痰之器"。孩子脾常不足，如果乳食积滞，水湿内停，就会酿湿成痰，而痰浊上渍于肺，就会导致咳嗽。这就好比，脾是痰的"制造者"，而肺如同一个痰盂，主要贮存痰液。要想从根本上清除痰，不仅要清理贮痰的肺，还要管控好造痰的脾。

初咳在肺，久咳在脾，喘在肾

中医有句话叫"初咳在肺，久咳在脾，喘在肾"。就是说，孩子在咳嗽初期问题多出在肺上，是由肺气上移导致的咳嗽。但是，久咳则是由"痰随气升，阻于气道"引起，而"脾为生痰之源，肺为贮痰之器"，因此要想让孩子停止咳嗽，不仅要止咳，健脾化痰也很重要。

给孩子健脾，选择容易消化的食物

如果孩子出现久咳，就要以健脾、化痰、止咳为主。对于脾胃功能发育不完善的孩子来说，家长在为其选用补脾作用的食物时，最好运用"平补"的方法，选择性平味甘的、容易消化的食物，如山药、南瓜、大枣、土豆等。

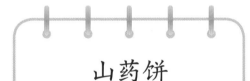

山药饼

健脾胃

材料： 山药200克，鸡内金50克，面粉250克（做成蒸馒头用的发酵面团）。

做法：

1. 将山药和鸡内金碾成细粉。
2. 将山药粉、鸡内金粉放入发酵的面团中做成小面饼，蒸熟即可食用。

用法：每天早晨和中午各吃1个。

功效：山药饼可以健脾和胃、补肾益气，一般消化不良、食欲缺乏的人群都可以食用。

養好脾胃 孩子不积食 不生病

孩子咳嗽，
驱赶外邪比马上止咳更重要

中医认为，咳嗽并不是一种单纯的症状，根据它的多种病因，咳嗽的证型也划分得很细。古语说，"五脏六腑皆令人咳"。小孩子是"纯阳之体"，体质单纯清单，孩子的咳嗽一般都是由外邪入侵肺部引起的。

盲目服用止咳药，只能是治标不治本

外邪袭肺，咳嗽是人体的自我保护反应，它作为"冲锋部队"与"外敌"进行激烈战斗，想把"敌人"击退。当呼吸道有痰液的时候，咳嗽可以将痰排出去。所以，如果家长听到孩子稍微有些咳嗽，就马上给孩子吃止咳药，可能会暂时止咳，但因为止咳药抑制了咳嗽反射，使得痰液无法及时排出，堵塞呼吸道，很容易导致感染。同时，外来的邪气没被彻底赶出去，而是停留在肺中，治标不治本，一段时间后咳嗽还会再犯。

调理咳嗽，透邪是主要手段

调理咳嗽，最根本的解决方法是找到孩子咳嗽的病因，有针对性地调理，不能单纯来止咳。既然咳嗽是由外邪引起的，就要想法将外邪逼出去。

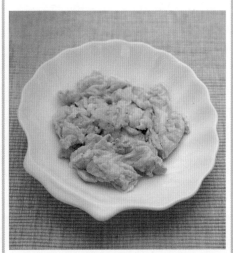

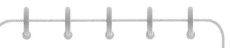

香油姜末炒鸡蛋
驱邪散寒

材料： 鸡蛋1个，生姜3克。

做法：

1. 鸡蛋在碗里打散。

2. 生姜切薄片，再切成碎末。

3. 锅里倒少许香油，稍微加热，下入姜末略煸，然后倒入鸡蛋，炒匀炒熟即可出锅。

用法： 孩子临睡前，趁热吃下。

功效： 生姜性属辛温，能够解表、散寒、化痰。

孩子有寒热错杂的咳嗽，吃花椒炖梨

有时因为用药比较杂乱，感冒过后，孩子的身体并不是处于一个严格的寒或者热的状态，而是寒热错杂，即寒与热并存的状态。这种情况，可以吃花椒炖梨来调理。

花椒搭配梨，温寒润燥止咳

花椒性热味辛，温中散寒，有振奋身体阳气、祛除外寒的作用；而梨具有凉润的作用，一方面能缓解花椒的温燥，保护津液，另一方面又润燥止咳。它们相互配合，一凉一热，寒热并调。

小贴士

治咳嗽的经典古方刺猬梨，是将梨扎30个孔，每个孔里面塞入一个花椒，然后用面裹上，煨熟，吃梨。后来，为了方便操作，我们把它改良为花椒炖梨，变成了把梨切块，加入花椒煮熟，然后吃梨喝汤。

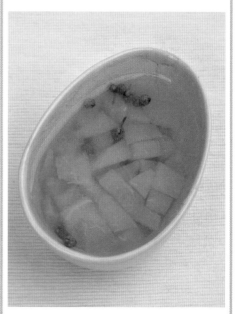

花椒炖梨

温寒润燥止咳

材料： 雪梨1个，花椒20粒，冰糖2块。

做法： 雪梨去核，切成小块，放入花椒、2杯水、冰糖2块同煮，开锅10分钟即可。

用法： 喝汤，每天早晚餐后各饮用1次。
功效： 温中散寒，润燥止咳。

孩子秋季咳嗽，可吃梨馒头

中国古人将秋天称为"多事之秋"，这个成语放在小孩子身上尤其适合。入秋之后，天气干燥，气温波动也较大，而小孩子的肺脏较为娇嫩，很容易出现呼吸系统疾病。孩子秋季咳嗽就是其中一种。需要注意的是，当父母的不要小瞧秋季咳嗽，如果不能及时调治，很容易发展成为支气管炎、肺炎等。

吃梨馒头，预防孩子秋季咳嗽

预防孩子秋季咳嗽，有一个简单有效的方法就是给孩子蒸梨馒头吃。梨有止咳化痰、生津解渴、退热解毒、润肺助消化等功效；川贝有润肺止咳、祛痰化喘的作用；蜂蜜润燥的效果很好，另外还可以润肠通便，中医说"肺与大肠相表里"，肠道通了，肺气就畅通了。

梨吃法有讲究

梨是常见的水果，甜美多汁，大人小孩都爱吃。直接食用或者榨汁饮用都是非常好的。梨汤、梨水的性质更为温和，也非常适合小孩饮用。梨还可以与蜂蜜一起熬成药膏，便于保存，可当饮料饮用。

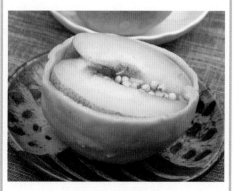

梨馒头

预防孩子秋季咳嗽

材料： 梨1个，川贝3~5克，蜂蜜、面粉各适量。

做法：

1. 先将梨去核，不要削皮，然后将川贝放入梨去核的位置。

2. 把蜂蜜与面粉（用发酵后的面团更好）混合做成面团，面团要稍硬。

3. 将面团擀成片，把削好的梨全部包起来，放在锅中蒸熟即可。

用法：每日吃1个。如果孩子只有几个月大，还不能食用梨馒头，可用梨、川贝熬水后加上蜂蜜喝。

功效：可以调理孩子秋季咳嗽。

孩子咳嗽快好时，吃些山药补正气

咳嗽快好时，大多数孩子都有脾虚的情况。这时，要想彻底去除外邪，让孩子病好以后不再容易生病，可以给孩子吃点山药。山药有补气的作用，将正气补足，就能用自身的力量将残留的邪气驱逐出去。

山药，健脾补肺的佳品

山药性平味甘，不燥不腻，入肺、脾、肾经，是健脾补肺、益胃补肾的上品。如果孩子脾虚导致大便不成形，那吃山药就可以。但如果孩子已经有一些便秘，就不宜食用，因为山药有固涩的作用。山药调理咳嗽并非直接针对病灶，而是间接地补足了脾阳，最终还是凭着体内的正气驱除了外邪。

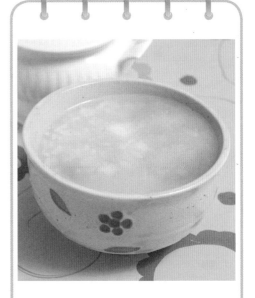

山药粥

温寒润燥止咳

材料： 山药丁 100 克，粳米 80 克。

做法：

1. 将粳米仔细淘洗干净，倒入锅中。

2. 加入山药丁和适量水，以大火煮沸，转小火煮至粳米软烂，关火即可。

用法：早、晚趁热各喝 1 碗。

功效：这款粥可补脾，尤其对肺肾亏虚引起的干咳少痰、潮热盗汗有很好的治疗效果。

专家答疑

（问）为什么有的孩子容易感冒，有的孩子就很少生病呢？

（答）外邪能够入侵，是因为人的正气不足了，让病邪有机可乘。而人的正气是否能够抵御外邪，大都跟脾胃功能有关。脾胃乃后天之本，脾胃强壮了，运化水谷精微的能力也会增强，五脏六腑有充足的营养物质供应，身体自然健壮而不易被外邪入侵了。

声声咳嗽真揪心，
分推肩胛骨就好

中医在调理小儿咳嗽方面有一个很好用的手法，叫"分推肩胛骨"。操作方法很简单，可以调肺气、补虚损、止咳嗽。各种类型的咳嗽，用这种方法调理都有效。

分推肩胛骨，可以宣肺、益肺

分推肩胛骨为什么可以调肺气呢？因为人的两块肩胛骨是呈扇形的，它其实正对应着人的两个肺脏，通过分推肩胛骨，可以起到宣肺、益肺的作用。

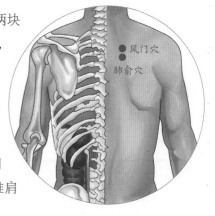

肩胛骨上有两个穴位，一个是肺俞穴，一个是风门穴。肺俞穴有双向调节的作用——补虚清热。就是说，孩子肺气虚弱了可以补虚；肺脏有热了，可以清热。风门穴是掌管风邪出入身体的门户。所以，孩子咳嗽时，家长可以每天给孩子分推肩胛骨，便于将邪气驱赶出去。

分推肩胛骨的方法

家长用两拇指端分别自肩胛骨内缘由上向下做分向推动，分推100次左右即可，可以补肺气、补虚损、止咳嗽。各种类型的咳嗽，寒咳、热咳、支气管炎、肺炎、哮喘，都可以用这个方法。

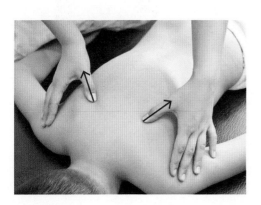

小贴士

分推肩胛骨，可止咳，也可以预防感冒。孩子即使没出现咳嗽症状，也可以用这个手法进行推拿，做好保健预防同样重要。

小孩最易百日咳，多压肺俞与膻中

百日咳是最让孩子痛苦的一种急性呼吸道传染病，最初的症状和普通感冒很像，一般在吃过感冒药后，其他症状都消失了，但唯独咳嗽却越来越厉害，最难受的是这种咳嗽在没有任何征兆的情形下，突然连咳不止，通常孩子咳的气都喘不上来，咳的面唇发紫，甚至呕吐，咳完后还有丝丝声音。病程长达2~3个月，故称百日咳。

百部贴敷肺俞、膻中穴，缓解百日咳

百日咳不同于普通咳嗽，所以在孩子有这个征兆的初期，家长就要采取行动了。将20克百部碾压为粉末，用棉布包起来贴在肺俞穴和膻中穴上，贴10小时即可，因为孩子皮肤比较娇嫩，时间不宜过长。

因为咳嗽与肺有密切联系，而肺俞穴就是主治肺脏疾患的腧穴；膻中穴同样与肺有关，按摩这个穴位有宽胸理气、清肺止喘、舒畅心胸的功能，对咳嗽是很有好处的。

鸡苦胆敷天突，有止咳作用

鸡苦胆有抗炎、止咳、祛痰的功效；天突穴有利咽宣肺、定喘止咳的功效。将干的鸡苦胆碾压为粉末后敷在天突穴上，有一定的止咳作用。

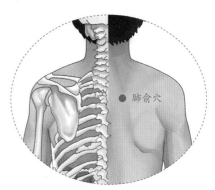

肺俞穴：第3胸椎棘突下，旁开1.5寸，左右各一穴

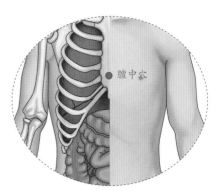

膻中穴：两乳头连线的中点

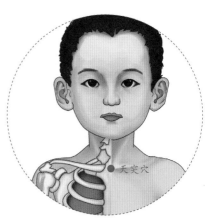

天突穴：胸骨上窝正中

第 **8** 章

孩子发热很常见，
从脾胃调理立竿见影

孩子为什么会发热

如果家长不按孩子的生理、病理特点去照顾孩子，孩子就很容易发热。

发热，是因为有邪气侵袭人体

中医认为，所谓发热，多数是因为有邪气（如西医学所说的病毒、细菌、支原体、衣原体等，都属于邪气）侵袭人体。这时，人体的正气（抵抗力）便要奋起与之抗争，于是，在肌表（皮肤）打得热火朝天，这个热火朝天的状态，就是发热。

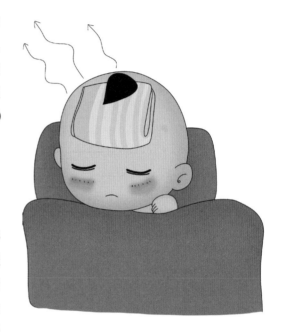

孩子发热是好事还是坏事

孩子发热和咳嗽、拉肚子一样，都是人体正气和外来邪气做斗争的一个表现，并没什么可怕的。而且，一般的情况是：邪气越盛，正气越足，抗邪能力就越强。孩子发热，只要进行积极的干预调理，治愈速度会很快的。

中医是怎么治疗发热的

中医调理发热，是通过由外而来的援兵，帮助孩子的正气把邪气赶出去（即中医常说的"扶正祛邪"），邪气被赶出去，不能和正气战斗了，自然就不会发热了。可以通过食疗、喝中药、小儿推拿，或者是洗澡、泡脚、贴敷等方法，调理小儿发热。

抓住孩子最易被忽略的
发热初期小信号

孩子发热初期，大多有一些容易被忽略的小信号。发现并积极应对这些小信号，就能将发热扼制在萌芽状态。

打喷嚏

孩子将要发热，最早出现的预警信号就是打喷嚏。怎样才能防止孩子从打喷嚏发展到发热呢？家长要根据天气的变化以及孩子的情况，及时地给孩子增减衣物。给孩子增减衣服的原则就是：顺其自然，春捂秋冻，夏单冬暖，并根据孩子的身体状态酌情增减。

给孩子穿衣服的具体标准：先摸摸孩子的手和脚，如果孩子手脚偏凉，那就说明给孩子穿少了，阳气不能到达四肢末端；然后再摸摸孩子的后背，如果孩子的后背有汗，说明我们给孩子穿多了，导致他的阳气太过，并往外蒸腾汗液。因此，孩子穿衣服的标准是：手脚温暖，后背干爽温和。

孩子开始打喷嚏，怎么办

如果孩子开始打喷嚏了，这时邪气刚刚侵入皮肤，还没立稳脚跟，可给孩子喝一碗姜汤，身体会借助姜汤通透、往外走的力量，将邪气赶出去。邪气一走，自然就不会发热了。

鼻塞

如果说打喷嚏是孩子发热的预警信号，那么，鼻塞就正式拉响警报。出现了鼻塞，可以用葱白煎水，倒入杯子里，然后用一张白纸将杯子盖严，用针在纸上扎个洞，让孩子嗅这种气，有助于打通孩子鼻窍。

流鼻涕

流鼻涕是一种身体的自我防卫，可以将邪气通过鼻腔往外排。如果邪气是风寒性的，流的就是清鼻涕；如果邪气是风热性的，流的就是黄鼻涕，这就是风寒发热或风热发热的一个特征。

孩子流清涕，可以喝生姜红糖水；孩子流黄涕，可取两三瓣大蒜，将其拍碎，最好有点拍黏的感觉，有汁液被排出，晚上睡觉前，将拍过的大蒜敷在孩子脚底，穿上袜子即可。第二天早上，孩子的鼻涕就会变淡变稀。不过，大蒜有一定的刺激性，最好在孩子临睡时进行。

发热时就得用退热药吗

小儿发热（俗称发烧）是儿科门诊最常见的情况之一，风热感冒的一个典型症状是高热。虽然发热很常见，可是遇到孩子发热的情况，不少家长还是没办法。

滥用退热药不可取

不少家长都误认为，孩子发热是一件很严重的事情。到医院后，许多父母特别急切地要求医生给孩子退热，要求用最快最好的退热药，药不管用就要求大夫给孩子打针、输液，这在一定程度上导致了退热药、抗生素和激素的滥用。甚至有些家长，见到孩子高热不退或体温没有完全降到正常，就着急联合应用各种退热药，造成了退热药滥用的局面。这其实是很危险的。

孩子生病发热，家长不必过于着急

孩子生病发热时，家长不必太过焦急，但是退热药滥用带来的安全隐患，需要家长们足够重视。许多家长担心孩子发热会损伤大脑，其实，普通发热通常是不会损伤孩子大脑的。发热是孩子利用自身免疫力对抗病毒的一个表现。通过调动自身的免疫系统，让它更好地工作以防止感染。发热过程中，会杀死一部分病原微生物，同时孩子的免疫力也会提高。孩子的脏器功能较弱，如果采用过激的方式来退热，反而不利于孩子的身体健康。

孩子发热，关键是补充水分

孩子发热的时候，最重要的不是忙着吃退热药，而是给孩子补充水分。孩子退热过程中，丢失最多的就是水分，因为身体要靠水分来将热量带出去。所以发热时，要给孩子多喝温水，最好是少量多次喝，如果孩子不想喝白开水，也可喝一些电解质类的饮料或者果汁。

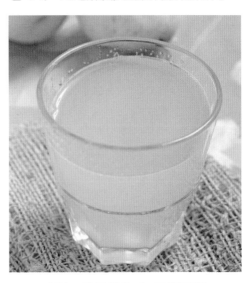

梨汁：孩子发热时，可以适当服用梨汁补充水分

什么样的发热，家长不用担心

虽然说孩子发热不一定是好事，但对于孩子来说，有一种发热却不用去管，那就是生理性发热。

什么是生理性发热

孩子就像初升的太阳、初春的小草一样，蒸蒸日上、欣欣向荣，成长的速度很快。而植物在生长过程中有一个过程叫作"拔节"，即每到一个节点上，就会有一些变化，孩子也是一样。

早在唐宋时期，古代医家们就已经在医书中记载了孩子这种生理性发热的现象，并给这种现象取了个形象的名字，叫作"变蒸"。按照现在通俗的说法，就是"生长热"。

孩子为什么会出现生理性发热呢？因为孩子体内的阳气要从原来的水平跨越到下一个阶段。一般认为，孩子从出生之后，32 天一"变"，64 天一"蒸"，伴随着"变蒸"而出现的，就是生理性发热。

生理性发热和病理性发热的鉴别要点

一般来讲，孩子生理性发热的持续时间不会太长，大多都在一天或者一天半，很快就能过去，而且烧的温度也不会太高，一般不超过 38℃，并且不伴随咳嗽、流涕、手脚凉等其他症状。除了体温高一点，耳朵和屁股稍凉，上唇内出现一个鱼眼大小的白色"变蒸小珠"外，孩子还是和平时一样。

这种情况千万别给孩子吃抗生素或输液，以免伤了阳气，影响孩子的生长发育。

孩子生理性发热的简单退热方法

孩子出现了生理性发热，可以用毛巾浸温水拧干后，擦孩子的腋下、大腿根、后背、前胸等部位，用物理方法帮助孩子降温。在饮食上，让孩子吃清淡一些。如果孩子正在吃母乳，妈妈的饮食也要清淡一些。同时要随时观察孩子的发热程度。注意给孩子补充水分。

发热到什么程度，必须就医

孩子一般的发热（俗称发烧），和咳嗽、拉肚子一样，只是一个普通症状，它说明孩子体内正气充足。但如果孩子持续高热不退，并伴有以下的表现，就要引起注意了。

低热不退，精神萎靡

孩子本来很活泼，但是发热后，变得精神不振，体温一直不超过38.5℃，总想睡觉，这说明孩子阳气不够充足，对抗邪气时已处在劣势。这种情况需要及时找医生诊治。同时配合推拿疗法"推三关"，帮助孩子及时培补阳气。

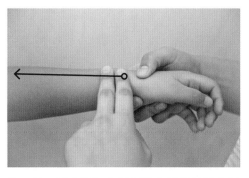

推三关：用食指和中指指腹自腕横纹推向肘横纹20~50次

精神亢奋，角弓反张

孩子本来很乖巧，但是高热后，突然变得烦躁，不停哭闹，吃饭不香，睡觉不踏实，甚至开始说胡话，这些情形，家长要特别留意。孩子处在发热导致的亢奋状态，可能会引起高热惊厥，前期表现为躺着蹬腿、坐卧不安，如果不及时调理，可能会导致角弓反张现象，即头往后仰，后背后挺，两脚绷直，就像一张反向张开的"弓"，即俗称的"烧抽了"。

这时，必须找医生治疗。去找医生的路上，可用敲打小天心（位于手掌根部，大鱼际与小鱼际相接处）等方法镇静安神来救急。

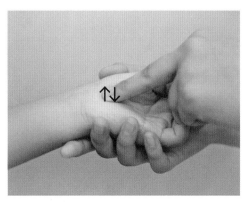

敲打小天心：用一只手握住孩子的手，另一只手中指弯曲（其余手指蜷起）像敲锤子一样敲击孩子小天心20次，节奏缓慢有力

孩子发热了，不能吃什么

孩子发热期间，有一些食物不建议食用，否则会加重症状。

不吃生冷食物

生冷食物，指的是生的和冷的食物，凉性的瓜果，如西瓜、苹果等，都不能吃；冰棍、雪糕、冷饮等，都要慎食。为什么要禁吃生冷食物呢？以风寒发热来说，本来孩子此时体内就有风寒邪气，又吃一些比较寒的东西，这相当于雪上加霜。

不吃黏性、滑性等难以消化的食物

黏滑食物，就是具有黏性和滑性的食物，如糯米饼、巧克力、汤圆等，这些黏腻食物吃多了难消化，不利于邪气的排出。

不吃各种肉类

肉类不易消化，吃到肚子里容易化热，比如烤肉、炖肉等吃多了，人就会觉得很热，这是因为能量太多了。这种热不在肌表，而在胃里，并且不好消化，这就分散了正气祛邪的兵力，所以发热期间尽量不吃。

不吃含有酒精的食物

孩子发热后，不吃含有酒精的食物，包括醪糟。因为酒是湿热性的，发热后喝酒，酒的湿性容易使邪气留恋不去，热性又容易让发热火上浇油，所以不要吃含有酒精的食物。

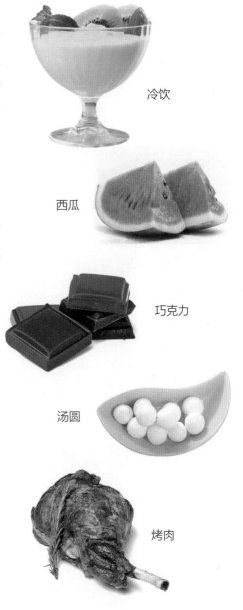

冷饮

西瓜

巧克力

汤圆

烤肉

春季发热，香菜根熬水就能退热

春天是万物复苏的季节，也是阳气升发的时节。春季气温波动大，沉睡了一冬的病毒、细菌也开始活跃起来，因此孩子很容易发热。

孩子发热，不要急着使用抗生素

孩子春季发热，家长切忌擅自使用抗生素治疗，否则会对其免疫系统造成伤害。因此，家长不要一发现孩子发热就立刻用退热药。用香菜根熬水，对帮助孩子退热有一定的效果，家长可以试一下。

香菜根可促进排汗退热

中医认为，香菜根内通心脾，外达四肢，通俗地说，就是香菜根具有促进周围血液循环的作用，排汗退热的功效很好。"积食易生内热"，如果孩子脾胃功能较弱，很容易导致反复发热，而香菜根还有温中健胃的作用，可以改善孩子的脾胃运化功能。

专家答疑

问 春季如何做预防，防止孩子交叉感染病毒？

答 家长一定要及时对孩子的玩具和生活用品进行消毒，要保持室内空气流通。

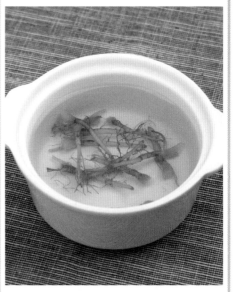

香菜根熬水

促进排汗退热

材料： 香菜根 200 克。

做法：

1. 香菜根洗净后，放入砂锅中，加入 500 毫升水后将砂锅放在火上熬水。
2. 待水熬到原来的 1/3 左右时，除去香菜根，然后把熬成的水给孩子喂服。

用法：一天 3 次后孩子发热一般可缓解，甚至退去。

功效：促进发汗退热。

葱姜豆豉汤，调理孩子风寒发热

风寒发热，指风寒邪气侵袭人体，人体正气与自然界的风寒邪气在肌表激烈对抗的状态。调理孩子风寒发热，以祛风散寒为主。

孩子风寒发热的症状

中医认为，孩子风寒发热有4个特点：清鼻涕、清稀痰、淡红舌、不出汗。

风寒发热的症状	表现特征
清鼻涕、清稀痰	像鸡蛋清一样的鼻涕或痰液
淡红舌（舌头是人身上唯一能自如出入身体内外的一个器官，又因为它平时待在身体内部，所以更能反映身体内部的虚实寒热等情况）	把舌头的颜色与口腔黏膜内壁的颜色做对比，如果二者颜色一致，就是淡红舌，主风寒侵袭
不出汗	汗液通过汗孔排出，而汗孔又具有"热胀冷缩"的特点，当风寒邪气侵袭人体时，人体的汗孔就开始收缩，汗自然排不出

留根须葱白＋带皮生姜＋淡豆豉，发散风寒

风寒发热怎么办？祛风散寒就可以。给孩子喝葱姜豆豉汤，是一个不错的办法。

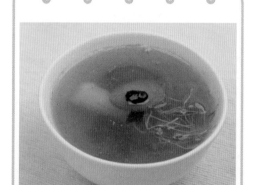

葱姜豆豉汤
祛风散寒

材料：带根须葱白1段，带皮生姜2片，淡豆豉4克。

做法：葱白切成3厘米长短的一小段，鲜姜切成一元硬币大小及薄厚的2片，放5克淡豆豉，煮开锅后再熬5分钟即可。

用法：饭后半小时左右服用。3岁以内的孩子，一次喝小半碗；3岁以上的孩子，一次喝半碗；6岁以上的孩子，一次可以喝多半碗或者一碗。酌量频服，服后汗出热退即可。

功效：祛风散寒，退热。喝完这个汤后，只要微微出汗、退热，就证明风寒邪气被散出去了。

风热发热，喝菊花薄荷饮

风热发热的原因基本上与风寒发热类似，即孩子在正气虚的同时，感受了风热邪气。调理以祛风散热为主。

孩子风热发热的症状

中医认为，孩子风热发热有 4 个特点：黄浊涕，黄黏痰，红肿痛（舌头、咽喉、扁桃体、淋巴结），微有汗。

菊花、薄荷、淡豆豉，清风散热

调理风热发热，需要用凉性的药物来清热，例如菊花和薄荷，辛以散风、凉以清热，正好可以用来对抗风热邪气。

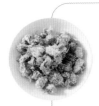

菊花分为白菊花、黄菊花和野菊花三种，可以选用入肺经的白菊花，专清肺经风热

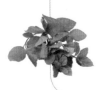

薄荷用鲜品更好，若没有，用来泡茶的干燥薄荷叶也行

有人可能会有疑问：淡豆豉不是风寒发热时用的吗？怎么风热发热也可以用它呢？淡豆豉除了辛味之外，还具有苦、凉之性，苦能泄热，凉能清热，可以调理风热发热。

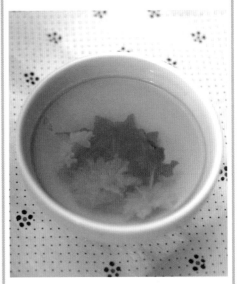

菊花薄荷饮
调理风热发热

材料：白菊花 5 克，薄荷 6 克，淡豆豉 3 克。

做法：白菊花、薄荷、淡豆豉用水煮，煮开锅后再熬 5 分钟即可。

用法：饭后半小时左右服用。3 岁以内的孩子，一次喝小半碗；3～6 岁的孩子，一次喝半碗；6 岁以上的孩子，一次可以喝多半碗或者一碗。酌量频服，服后汗出热退即可。

功效：对抗风热邪气，退热。

揉板门、运八卦，积食发热轻松除

积食，就是吃多了。孩子的脾胃有积食，所以身体就得调动正气去消化这些多余的食物，那么，在肌表起守卫作用的正气力量就会被削弱，于是，风寒、风热等邪气就很容易侵袭进来。所以说，积食是孩子发热的常见原因之一。调理孩子积食发热，可以用推拿的方法消积退热。

如何判断孩子的积食发热

如果孩子舌苔厚，肚子胀得像小西瓜，不解大便，不让摸肚子，一摸就不舒服，基本可以断定孩子的发热是积食引起的。

逆运内八卦，消食退热

【精准定位】手掌面，以掌心（内劳宫）为圆心，从圆心到中指指根横纹的2/3为半径所做的圆。

【推拿方法】沿入虎口方向运八卦穴50次。以孩子体质强弱中等、积食程度中等为例，3岁的孩子做5分钟，3~7岁的孩子做10分钟，7岁以上的孩子做15分钟。

【功效主治】消食退热，强健脾胃。

温馨提示：运内八卦是泄法，所以力度和速度同揉板门一样，要重、要快。

揉板门，消食化积

【精准定位】人鱼际部或大指本节0.5寸处。

【推拿方法】用中指端揉板门100次。以孩子体质强弱中等、积食程度中等为例，3岁的孩子揉10分钟，3~7岁的孩子揉15分钟，7岁以上的孩子揉20分钟。

【功效主治】健脾和胃，消食化滞，调理气机。

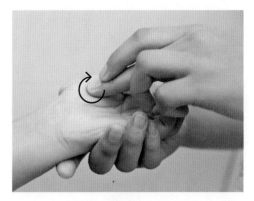

揉板门

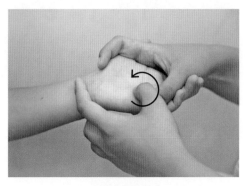

逆运内八卦

夏天孩子发热后长疹子，喝金银花露

经常有孩子的家长问：夏天孩子发热后，身上起了许多红疙瘩，怎么办？这其实是孩子外感过后有热毒的表现症状。这种情况，可以喝金银花露祛除热毒。

金银花露，清热解毒效果好

金银花露，主要解决夏天孩子外感过后有热毒的问题。发热后会起各种疹子，怎么办呢？家长们注意观察一下，只要是热症引起的，也就是舌头是红的，就可以给孩子用金银花露。

金银花露是通过金银花蒸馏而成的，药性清轻，很平和，有清热解毒的作用。对夏天天热，孩子起的各种红色的疹类，尤其是发热诱发的散发热毒的疹类，效果很好。

金银花露怎么用

如果孩子发热，出了疹子；或者夏天天热，孩子身上起了各种疙瘩，舌头是红的，就可以给孩子喝金银花露清新解表。

金银花露有些淡淡的甜味，很好喝。可以遵照医嘱或按照说明书饮用。

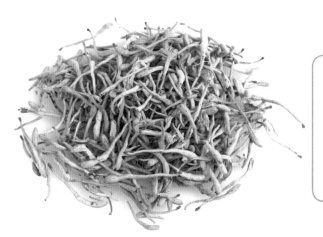

金银花

小贴士

金银花露虽好，但不宜久服。家长千万不要认为，既然金银花露好，就把它当饮料常给孩子喝。这是不行的，只要喝上2天，把热毒排解出来就可以了。

高热不退，
清天河水、推六腑降体温

高热不退是风热感冒比较常见的症状，但引起发热的原因有很多，结合孩子其他的症状，在明确孩子是风热感冒后，可以用清天河水和推六腑的手法来给孩子退热。

临床医案

清天河水，孩子高热容易退

一次，一位母亲带着8岁的孩子焦急地来找我。孩子又高热了，40℃。我赶紧给孩子用清天河水的方式退热。我用食、中二指指腹自腕向肘直推孩子天河水100次。然后让孩子休息一会儿，喝了些白开水。1小时后，孩子的体温就下降到38℃。我把这个方法告诉孩子妈妈，让她回家每天给孩子清天河水。简单的方法，解决了孩子的大问题。

清天河水

【**精准定位**】前臂正中，自腕至肘成一直线。

【**推拿方法**】用食、中二指指腹自腕向肘直推天河水100次。

【**取穴原理**】清天河水能够清热解表、泻火除烦。主治孩子外感发热、内热、支气管哮喘等病症。

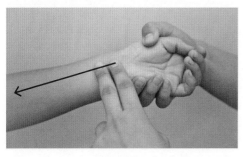

清天河水

推六腑

【**精准定位**】前臂尺侧，腕横纹至肘横纹成一直线。

【**推拿方法**】用拇指的指端或食、中二指的指端，沿着孩子的前臂尺侧，从肘横纹处推向腕横纹处，操作50~100次。

【**取穴原理**】推六腑有清热、凉血、解毒的功效，对感冒引起的发热、支气管哮喘有调理作用。

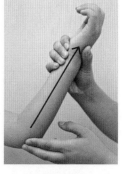

推六腑

如何给孩子物理降温

孩子发热了，很多家长都会选择物理降温。家长们很可能会想到用冷毛巾给孩子敷一敷，用来降温。但用毛巾敷也是一门学问，冷敷和热敷是有区别的。

孩子体温上升期要用热毛巾

孩子发热时，会冷得直打寒战，细心的家长会发现孩子身上起了鸡皮疙瘩，实际上这时候孩子的体温正处在上升期。孩子高热、寒战甚至起鸡皮疙瘩，是因为皮肤血管开始收缩，排汗减少，引起了反射性的竖毛肌收缩形成的，可以使产热增加。不久，孩子就会发热。这时候正处在体温上升期。

孩子处在体温上升期时，一定要用温热的毛巾，给孩子擦擦脖子、腋下、腿窝这些大血管分布的区域。这样，孩子的体温不会突然升得太高而出现高热，甚至是惊厥。

孩子体温稳定期、下降期可使用冷毛巾

孩子体温处于稳定期，比如发热在短时期内一直维持在38℃。这时，家长可以用冷毛巾或者冰袋给孩子敷一敷头部，或者用冷毛巾擦一擦腋窝、脖子、腿窝等大血管分布的区域。这样能够帮助孩子降温，也可以避免孩子的体温再次升高。

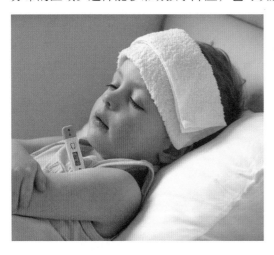

另外就是体温下降期，也就是身体慢慢散热的时期，可以用冷毛巾。这个时期的特点是散热过程占优势，致热源在体内的作用逐渐减弱或消失，产热开始减少。孩子的体表皮肤血管开始扩张，这时会大量出汗。正如老人们常说的"盖着被子睡一觉，发发汗就好了"。出汗时，这说明发热正在缓解。这时可以用冷毛巾帮助散热，让体温降得快一些。

孩子发热退了，淋巴结还是有点肿怎么办

临床过程中，有不少家长反映：孩子吃了几天的抗炎药后，发热退了，炎症也下去了，可颈下的淋巴结依然肿大，该怎么办？

中成药六神丸外敷

用白开水或醋将六神丸溶化调成泥状，外敷在淋巴结肿大的地方，每天2次，一般3~4天就能消肿。

孩子皮肤过敏，可用金银花、蒲公英、马齿苋等外敷

如果孩子皮肤过敏，可用清热解毒的金银花、蒲公英、马齿苋等中药，任选其一，取10克左右，煎成浓汁，用一块医用的消毒棉布蘸取浓汁，外敷在孩子肿大的淋巴结下，一天2次，每次外敷1小时，一般3~4天肿大的淋巴结就会变小、变软，直到慢慢消失。这样做可让淋巴结的肿彻底消下去，孩子的呼吸道感染也不容易反复发作。

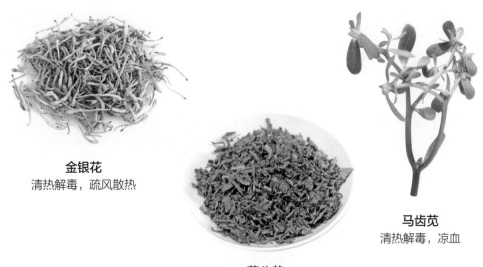

金银花
清热解毒，疏风散热

蒲公英
清热利尿，清肝火

马齿苋
清热解毒，凉血

孩子高热惊厥的急救方法

有些妈妈最担心的就是小儿惊厥，孩子惊厥的状态很吓人，孩子惊厥时眼睛会向上翻，甚至抽搐。家长一看孩子抽搐，心都被揪住了，这给家长的心理压力很大。

孩子惊厥时，家长不必太害怕

中医认为，小儿惊厥通常是因为外感风邪，内挟痰滞，热入心包经，以致气乱神昏。家长不要害怕，惊厥只是一个结果，把体内的邪火清掉了，惊厥一般不会再发生了。孩子发热惊厥，小儿推拿可以急救，调理时以清泻心火为主。

掐人中

【精准取穴】鼻唇沟的上 1/3 与下 2/3 的交界处。

【推拿方法】用拇指指尖掐孩子人中，每分钟掐压 20～40 次。

【功效主治】人中为急救休克要穴，适用于任何原因引起的孩子惊风、昏厥、休克。

清心经

【精准取穴】中指掌面指根到指尖成一直线。

【推拿方法】用拇指指腹从孩子中指指根向指尖方向直推心经 20～50 次。

【功效主治】清心经有清热泻火的功效。

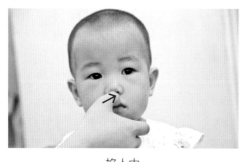

掐人中

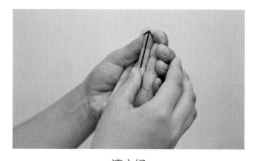

清心经

专家答疑

问 孩子高热的时候，家长如何做可预防小儿高热惊厥？

答 孩子高热的时候，可取 1～2 克羚羊角粉，煮水给孩子喝，煮 30～40 分钟就可以。羚羊角可平肝息风、散血解毒，把热邪解掉，孩子就不至于惊厥了。

养好脾胃　孩子不积食　不生病

第 9 章

常见的食物，
可用于孩子补脾胃

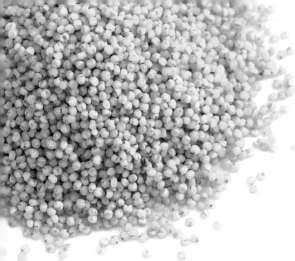

性味归经：性凉，味甘、咸；入脾、胃、肾经

食用年龄：8个月以上

哪些孩子不宜吃：小便清长的孩子

小米

健脾胃，消化好

小米，又称粟米，是我国古代的"五谷"之一。小米的营养价值与大米相比，高2~7倍，所以小米被营养专家誉为"保健米"。常吃小米，可以强健孩子脾胃，调理积食、厌食问题。

常吃小米，可防止孩子消化不良

中医认为，黄色食物有健脾益胃的功效，孩子常吃黄色食物可以促进消化。《滇南本草》中记载："小米主滋阴，养肾气，健脾胃，暖中。"小米能健脾胃，防止消化不良。平时脾虚、消化不好的孩子，可以取小米煮粥食用。小米含有易于消化吸收的淀粉，可帮助孩子吸收营养素，也具有防止反胃、呕吐的作用，可以开胃消食。

如何辨别新米、旧米、染色米

1 新米颜色微黄、色泽鲜艳，有一股小米的正常气味；旧米则比较晦暗。

2 染色后的小米，闻起来有染色素的气味；用手搓米，手掌发黄就可能是染色米。

这样搭配更健脾

小米 + 红枣 ⟶ 健脾，补血

小米 + 山药 ⟶ 健脾，益肺气

这样吃，对孩子脾胃好

1 小米熬粥时，应该等水沸腾后再加入小米，这样煮出来的小米粥会更黏稠，更有利于营养吸收。

2 小米等谷类中缺乏赖氨酸，而豆类赖氨酸含量较高，二者搭配可实现蛋白质的互补，提高营养价值。

让孩子更爱吃的做法

小米和南瓜一起煮粥。取小米80克，南瓜250克，放在锅里一起煮粥。该粥不仅健脾胃效果佳，而且口感滑腻、口味佳，孩子更喜欢饮用。

养好脾胃 孩子不积食 不生病

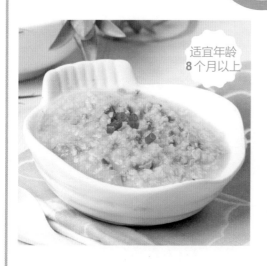

适宜年龄
8个月以上

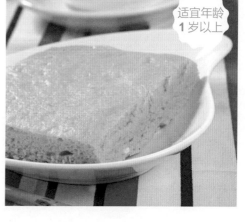

适宜年龄
1岁以上

鸡肝小米粥

补血，养脾胃

材料： 鲜鸡肝、小米各100克，香葱末少量。

做法：

1. 鸡肝洗净，切碎；小米淘洗干净。二者一同放入锅中，加适量清水，熬煮。
2. 粥煮熟之后，撒上少量香葱末即可。

功效：小米可以健脾养胃、养心安神，搭配补肝养血的鸡肝食用，对孩子因脾胃虚弱引起的消化不良效果很好。

可以将鸡肝磨成粉，添加到孩子的辅食里面，多吃动物的肝脏对孩子是有好处的。

小米面蜂糕

和胃安眠

材料： 小米面100克，黄豆面50克，酵母适量。

做法：

1. 用35℃左右的温水将酵母化开并调匀；小米面、黄豆面放入盆内，加入温水和酵母水，和成较软的面团，饧发20分钟。
2. 屉布浸湿后铺在烧沸蒸锅的屉上，放入面团，用手抹平，中火蒸20分钟，取出。
3. 蒸熟的蜂糕扣在案板上，晾凉，切块食用。

功效：小米可健脾除湿、和胃安眠；黄豆面可增强机体免疫功能，促进孩子骨骼发育。

第**9**章 常见的食物，可用于孩子补脾胃

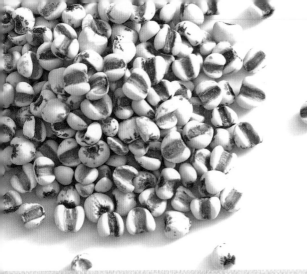

性味归经：性微寒，味甘、淡；入脾、
　　　　　胃、肺经

食用年龄：1岁以上

哪些孩子不宜吃：大便干燥、尿频的孩子

薏米

除湿健脾的佳品

薏米，又叫薏苡仁，《本草纲目》中记载其能"健脾益胃，补肺清热，祛风燥湿"。薏米除了能够健脾补肺，还具有一定的排毒功效。

薏米，脾肺双补的佳品

薏米是一种对脾、肺都很有益的食材，而且性质温和，微寒不伤胃，益脾而不滋腻，很适合儿童食用。

薏米要选新米

1 新鲜的薏米有米香味，略带中药味；表面有光泽，呈均匀的白色或黄白色。

2 陈薏米因为放置时间长，香味已经散发掉，所以米香味淡或没有米香味，甚至有霉味，千万不要选这种。

3 选购薏米的时候，可以拿起一粒，捏一下，新鲜的薏米不易捏碎，如果轻轻一捏就碎成很多小块，则是陈薏米。另外，薏米要选干燥的，受潮的不要选。

这样搭配更健脾

薏米 + 栗子　→　健脾养胃，益肾

薏米 + 红豆　→　补虚养血

这样吃，对孩子脾胃好

1 可用薏米煮粥、炖汤，也可做成豆浆、糖水等。

2 孩子夏天喝一些薏苡仁粥，有很好的健脾效果。

让孩子更爱吃的做法

薏米和雪梨一起煮粥。取薏米50克，雪梨200克，放在锅里一起煮粥。该粥有很好的健脾润肺效果，还能帮助排出孩子体内的"湿毒"。

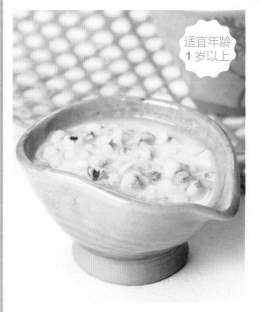

适宜年龄
1 岁以上

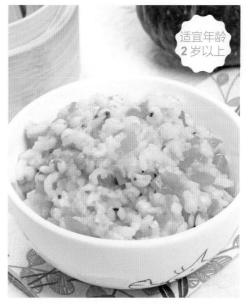

适宜年龄
2 岁以上

薏米牛奶粥

健脾祛湿，强壮骨骼

材料： 薏米 100 克，牛奶 250 克。

做法：

1. 将薏米淘洗干净，用水泡 4 小时。

2. 将泡好的薏米倒入带有定时功能的电
   饭煲中，加入足量的清水，设定好煮
   粥的时间。

3. 待薏米煮至软烂，盛出，控水，倒入
   牛奶搅匀即可。

---

*功效：薏米可以健脾除湿；牛奶可补钙，
强壮孩子骨骼。*

南瓜薏米饭

健脾、养胃、祛湿

材料： 薏米 50 克，南瓜 200 克，大米
100 克。

做法：

1. 南瓜洗净，去皮、去瓤，切成小粒。

2. 薏米洗净，去掉杂质，浸泡 3 小时。

3. 大米洗净，浸泡 30 分钟。

4. 将大米、薏米、南瓜粒和适量清水放
   入电饭煲中。

5. 按下"煮饭"键，蒸至电饭煲提示米
   饭蒸好即可。

---

*功效：南瓜可以补中益气、助消化；薏
米可健脾除湿，利水消肿。*

第 **9** 章　常见的食物，可用于孩子补脾胃

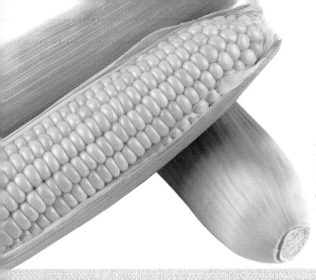

性味归经：性平，味甘；入脾、胃经

食用年龄：1岁以上

哪些孩子不宜吃：有皮肤病的孩子

玉米

健脾利湿的"珍珠米"

玉米又称包谷、苞米、棒子，味美甘甜，是粗粮中的保健佳品，有"珍珠米"的美称。玉米又被称为"健胃剂"，常喝玉米粥可以强健孩子脾胃。

玉米可调中开胃

《本草纲目》中记载，玉米"调中开胃"，中医认为，玉米具有健脾利湿、宁心活血等功效。同时，可以防治小儿黄疸、小便不利等。

玉米中含有丰富的蛋白质、胡萝卜素、维生素A、维生素C、维生素E以及磷、钙、铁、镁等人体所需的元素。其中的维生素A有助于增强视力。

优质玉米的标准：玉米粒饱满且有弹性

玉米粒饱满且手按有弹性，表明成熟度适中，顶端有小凹坑的玉米已经老化了。

这样搭配更健脾

玉米＋红薯 ⟶ 强健脾胃，防便秘

这样吃，对孩子脾胃好

可做成玉米粥、窝头、玉米饼，可适当加点小苏打，使玉米中所含的烟酸更易被人体吸收、利用。但是不宜添加过多，否则容易损失B族维生素。

让孩子更爱吃的做法

松仁玉米：嫩玉米棒2个，剥壳松仁100克，盐、白糖各适量。将玉米棒剥粒煮至八成熟，捞出沥干水分。同时开中火，把松仁入炒锅炒至略变金黄出香味，即盛出晾凉。炒锅中放适量油，中火加热，再依次放入玉米粒、松仁煸炒2分钟，调入盐和白糖。

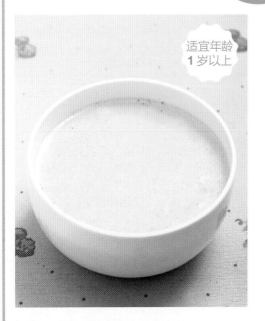

适宜年龄
1 岁以上

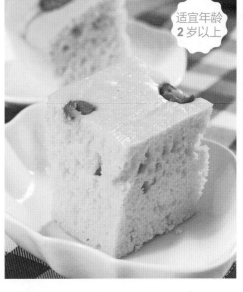

适宜年龄
2 岁以上

牛奶玉米粥

补充钙质、健脾开胃

材料： 牛奶 250 毫升，玉米面 50 克，黄油、精盐、碎肉蓉适量。

做法：

1. 锅内倒入适量清水，加入碎肉蓉，用小火煮开。

2. 玉米面用少许水调稀，倒入煮开的肉蓉汤中；小火煮 3~5 分钟，加精盐，搅拌至变稠。

3. 粥盛入碗中，加入牛奶和黄油，搅匀，晾温即可。

功效：此粥适合脾胃虚弱、反胃、泄泻的孩子食用。

玉米面发糕

提高脾胃消化功能

材料： 面粉 35 克，玉米面 20 克，红枣 3 个，酵母适量。

做法：

1. 将酵母用 35℃ 的温水溶化调匀。

2. 将面粉和玉米面倒入盆中，慢慢地加酵母水和适量清水搅拌成面糊。

3. 将面糊醒发 30 分钟，将去核红枣散放在面糊上面。

4. 置于烧沸的蒸锅蒸 15~20 分钟，取出，切块食用。

功效：此发糕可健脾养胃，提高脾胃运化功能，促进消化吸收。

第 **9** 章 常见的食物，可用于孩子补脾胃

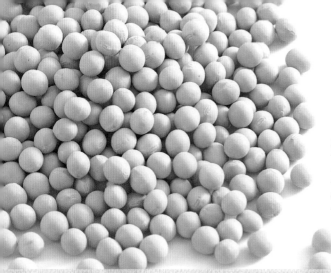

性味归经：性平，味甘；入脾、肾经

食用年龄：1岁以上

哪些孩子不宜吃：积食腹胀的孩子

黄豆

健脾补虚的豆族之王

黄豆的营养价值很高，被称为"豆中之王""田中之肉""绿色的牛乳"等，是数百种天然食物中最受营养学家推崇的食物。黄豆不仅有助消化作用，能通便、去肝火，改善肝脏的代谢，还能帮助吸收钙质。

滋补孩子脾胃的佳品

李时珍提出："豆有五色，各治五脏。"黄色食物多入脾，所以黄豆是滋补脾胃的佳品，有助于补益脾气。脾胃虚弱的孩子适当吃些黄豆，能够增强脾胃功能，缓解食欲缺乏的症状，增长气力。

优质黄豆的标准：颗粒饱满

挑选黄豆，要挑颗粒饱满，用手掂量有沉甸甸感觉的。而且要选豆粒质地坚硬、饱满均匀、颜色润泽光亮、无破损、无虫害、无霉变的。

这样搭配更健脾

黄豆 + 排骨 ⟶ 健脾宽中，润燥

黄豆 + 海带 ⟶ 益气养血，清热解毒

这样吃，对孩子脾胃好

1 煮黄豆前先将黄豆用水泡一会儿，在煮的时候放一些盐，这样不仅容易煮熟，也更容易让孩子消化吸收。

2 黄豆不宜一次吃太多，以免引起腹胀等不适症状。

让孩子更爱吃的做法

南瓜和黄豆煮粥。南瓜80克，黄豆15克（用水浸泡4小时），放到锅里一起煮粥，大火煮沸30分钟后换小火煮10分钟即可。该粥可以保护孩子肠胃。

养好脾胃　孩子不积食　不生病

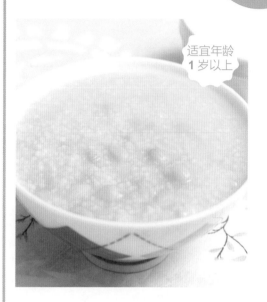

适宜年龄
1 岁以上

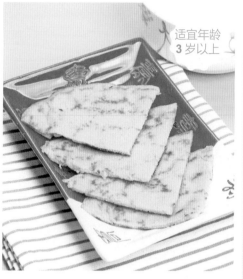

适宜年龄
3 岁以上

小米黄豆粥

健脾益胃，助消化

材料： 小米 100 克，黄豆 50 克。

做法：

1. 小米淘洗干净；黄豆淘洗干净，用水浸泡 4 小时。

2. 锅置火上，倒入适量清水烧沸，放入黄豆用大火煮沸后，改用小火煮至黄豆将酥烂，再下入小米，用小火慢慢熬煮，至粥稠即可。

功效：小米健脾益胃，帮助消化；黄豆健脾补虚，增强脾胃功能。

小米黄豆面煎饼

增强孩子食欲

材料： 小米面 200 克，黄豆面 40 克，干酵母 3 克。

做法：

1. 将小米面、黄豆面和干酵母放入面盆中，用筷子将盆内材料混合均匀，倒入温水搅拌成均匀无颗粒的糊状。

2. 加盖醒发 4 小时，将发酵好的面糊再次搅拌均匀。

3. 锅内倒植物油烧至四成热，用汤勺舀入面糊，使其自然形成圆饼状。

4. 开小火，将饼煎至两面金黄即可。

功效：这道食谱可健脾益胃，增强孩子食欲，补充所需能量。

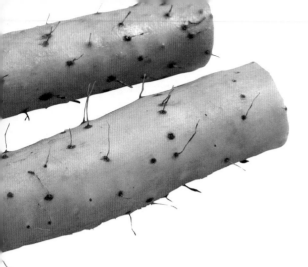

性味归经：性平，味甘；入脾、肺、肾经

食用年龄：8个月以上

哪些孩子不宜吃：身体燥热、便秘的孩子

山药

健脾固肾身体棒

山药又名淮山药、薯蓣，肉质洁白细腻，质地柔滑鲜嫩，既可做主粮，又可做蔬菜。据古籍记载，多食山药有"聪耳明目""不饥延年"的功效，对人体健康很有益。

山药是孩子健脾补肺的上品

山药是药食两用之物。《神农本草经》将山药列为上品，称其"味甘性平，补虚羸，除寒热邪气，补中，益气力，长肌肉"，给予了很高评价。经常给孩子吃点山药，健脾补肺的效果佳。

如何选购鲜山药和干山药

1 鲜山药含淀粉较多，挑选时，要用手掂一掂重量，大小相同的山药，较重的更好。同时，注意观察山药的表面，不要有明显的斑痕（烂斑、虫斑、伤斑）。要着重看山药的断面，肉质呈雪白色说明是新鲜的，若呈黄色，甚至有黑点，就不是新鲜山药。

2 干山药建议去正规中药店购买，品质比较好。

这样搭配更健脾

山药 + 木耳 ⟶ 健脾润肺

这样吃，对孩子脾胃好

山药既可以用来炒菜，也可以制成糕点，香甜可口，适合孩子食用。

让孩子更爱吃的做法

山药150克，蜂蜜1勺。将山药去掉外皮，用清水冲洗掉表面黏液，切成7~8厘米长的小段，摆放盘中；锅中烧开水放入山药，大火蒸10~15分钟，至熟烂。出锅后，将蜂蜜搅打均匀，浇在山药上即可。

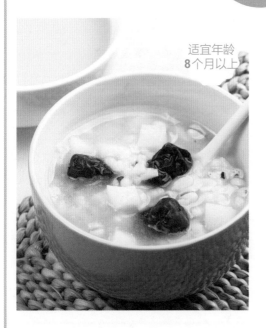

适宜年龄
8个月以上

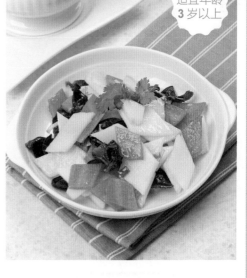

适宜年龄
3岁以上

红枣山药粥

暖脾胃，助消化

材料： 山药60克，大米50克，红枣
25克。

做法：

1. 将红枣泡软，去核；将山药去皮，洗
   净，切丁；将大米淘洗干净。

2. 将大米加入适量水中大火煮15分钟，
   加入红枣、山药丁，用小火再煮10分
   钟即可。

功效：大米、红枣适合脾胃虚寒、食欲
不佳的孩子食用。山药中的酶具有助消
化的功效。三者搭配熬成粥，很适合积
食不消化的孩子食用。

家常炒山药

健脾养胃，帮助消化

材料： 山药片200克，胡萝卜片、木耳
各50克，葱末、姜末各3克，盐、香菜
段各3克，植物油适量。

做法：

1. 将山药片焯水捞出。

2. 油锅烧热，爆香葱末、姜末，放山药
   片翻炒，倒胡萝卜片、木耳炒熟，加
   盐调味，撒香菜段即可。

功效：此菜谱可呵护脾胃，促进孩子消
化吸收。

第**9**章　常见的食物，可用于孩子补脾胃

125

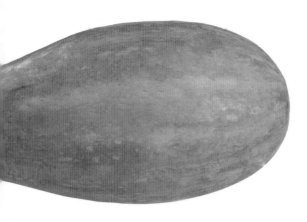

性味归经：性温，味甘；入脾、胃经

食用年龄：6个月以上

哪些孩子不宜吃：黄疸者

南瓜

保护孩子胃黏膜

南瓜原产于阿根廷南部靠近安第斯山脉的地区，很早就传入中国。南瓜营养丰富，孩子食用不仅能增强自身免疫力，还能促进生长发育。

南瓜，健胃消食的"高手"

南瓜是健胃消食的高手，其所含果胶可以保护胃肠道黏膜免受粗糙食物的刺激，可以预防孩子得胃病。

选无损伤、分量较重的南瓜

购买南瓜时，挑选干净、无损伤、重量相对较重的南瓜。南瓜皮越粗糙、越厚，里面的瓤越甜。

老南瓜、嫩南瓜吃法不同

1 老南瓜口感比较甜，可以水煮也可以蒸，可以做甜点也可以做汤；嫩南瓜口感脆嫩，适合炒菜，和瘦肉同炒就很好。

2 南瓜皮富含胡萝卜素和多种维生素，因此，南瓜去皮不要太厚，只需把较硬的表皮削去即可。

这样搭配更健脾

南瓜 + 红枣 ⟶ 补脾安神

南瓜 + 糯米 ⟶ 补中益气，清热解毒

这样吃，对孩子脾胃好

1 南瓜可以清炒或煮、炖，还可以添加到面粉中制作南瓜饼等小吃。

2 南瓜与粳米一起煮粥食用，对儿童脾气虚弱、营养不良有很好的调理效果。

让孩子更爱吃的做法

南瓜紫薯汤：南瓜洗净，去皮、去子切小块；紫薯洗净，去皮切小块。两者放入宽口瓦煲，加入清水，大火煮沸后转小火煮至南瓜、紫薯软烂，下冰糖煮至融化即可食用。

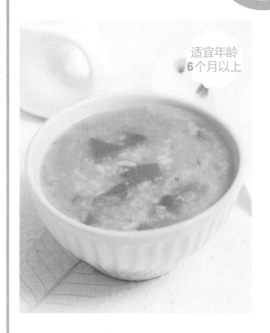

适宜年龄
6个月以上

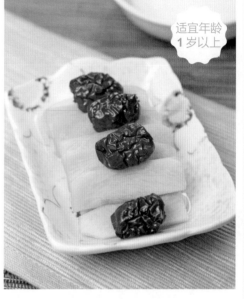

适宜年龄
1岁以上

南瓜粥

增进食欲

材料： 南瓜 100 克，大米 50 克，白糖 5 克。

做法：

1. 南瓜洗净，去皮、瓤，切丁；大米洗净。

2. 将南瓜丁和大米放进锅中，加适量清水熬煮。

3. 煮至南瓜和大米熟透、黏稠，加白糖搅匀即可。

功效：南瓜粥富含维生素，能增强孩子食欲，提高抵抗力，很适合感冒的孩子食用。

红枣蒸南瓜

补脾安神

材料： 南瓜 150 克，红枣 20 克，白糖适量。

做法：

1. 南瓜削去硬皮，去瓤后，切成厚薄均匀的片；红枣泡发洗净。

2. 南瓜片装入盘中，加入白糖拌均匀，摆上红枣。

3. 蒸锅上火，放入南瓜片和红枣，蒸约30分钟，至南瓜熟烂即可。

功效：红枣可以健脾养血；南瓜可健脾，促进消化。

第**9**章 常见的食物，可用于孩子补脾胃

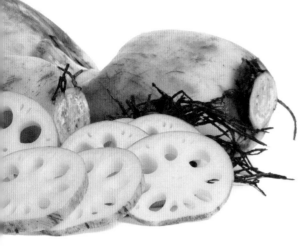

性味归经：生用性寒，熟用性温、味甘；
入心、脾、肺经

食用年龄：1岁以上

哪些孩子不宜吃：受凉后易腹泻的孩子

莲藕

健脾益气的"滋补灵根"

莲藕在清朝咸丰年间被钦定为御膳贡品，《本草纲目》赞誉莲藕"四时可食，令人心欢，可谓灵根矣"，莲藕浑身是宝，根、叶、花、果实都可入药，促进孩子脾胃消化。

给孩子吃秋藕最养人

对于脾胃虚弱的孩子来说，秋藕是补养脾胃的佳品，尤其是将藕加工成藕粉，既营养丰富又易于消化。

莲藕生食、熟食功效各不同

1 生食莲藕：选购鲜嫩的莲藕榨汁饮用或生食，有凉血止血、清热生津、散瘀的功效，可调理孩子热病烦渴等病症。

2 熟食莲藕：选购壮老的莲藕煮汤、炒食，可以健脾开胃，益血生肌，止泻，对脾胃虚弱，食少腹泻的孩子有调理功效。

好莲藕的标准：表面鲜嫩、不带尾

挑选莲藕以表面鲜嫩、不烂不伤、不带尾，每节两端细小而中间肥胀为佳。

这样搭配更健脾

莲藕 + 糯米　→　益气养血，暖脾胃
莲藕 + 猪肉　→　补血健脾，滋阴润燥

这样吃，对孩子脾胃好

藕粉是藕加工而成的，含有碳水化合物、蛋白质、多种维生素和矿物质，具有健脾养胃、增强食欲的作用，容易被孩子消化。

让孩子更爱吃的做法

蜜汁莲藕：莲藕去皮，洗净、切片，装盘，淋上蜂蜜，放入蒸锅中，水开后蒸15分钟即可。可以去除孩子胃火，滋阴润肺。

养好脾胃　孩子不积食　不生病

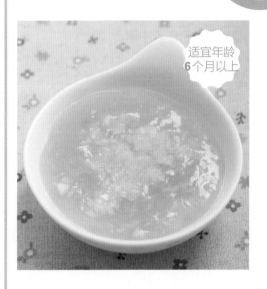

适宜年龄
6个月以上

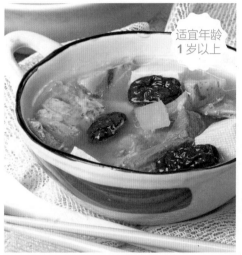

适宜年龄
1岁以上

雪梨藕粉糊

促进食欲，帮助消化

材料： 雪梨 25 克，藕粉 30 克。

做法：

1. 藕粉用水调匀；雪梨去皮、去核，剁成泥。

2. 将藕粉糊倒入锅中，小火慢慢熬煮，边熬边搅动，熬至透明，倒入梨泥搅匀即可。

功效：雪梨和藕粉都含有丰富的碳水化合物、多种维生素等，能增强孩子食欲、帮助消化，非常适合呕吐孩子食用。

小贴士

将雪梨剁成泥，更利于孩子脾胃吸化吸收。

猪骨炖莲藕

健脾润肠，促进消化

材料： 猪腿骨 500 克，莲藕 200 克，豆腐 100 克，红枣 20 克，姜片、盐各适量。

做法：

1. 将猪腿骨洗净，斩成段，放入沸水锅中焯烫一下，捞出，沥净血水。

2. 将莲藕去皮，洗净，切块；将豆腐洗净，切块；将红枣洗净。

3. 锅置火上，放入适量清水、猪骨，煮开，撇去浮沫，加入莲藕块、姜片、豆腐块、红枣烧沸，转小火慢煮至熟烂，加入盐调味后稍煮即可。

功效：这道菜富含优质蛋白质、钙、维生素、碳水化合物和矿物质，有益气补血、润肠清热、凉血安神的功效。

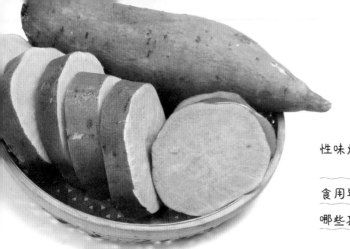

性味归经：性平，味甘；入脾、胃、
　　　　　大肠经

食用年龄：8个月以上

哪些孩子不宜吃：过敏体质者

红薯

健脾养胃，补气益血

明代李时珍《本草纲目》记有"甘薯补虚，健脾开胃，强肾阴"，并说海中之人食之长寿。中医视红薯为良药。

孩子吃红薯，有利于补脾养胃

中医认为，红薯能益气力、补虚乏、健脾胃、通便秘，是脾胃虚弱、肠燥便秘孩子的好食材。从营养学的角度来说，红薯低脂，富含蛋白质、维生素、氨基酸，有利于孩子补脾养胃。

好红薯的标准：大小适中，瓤发红

红薯要选大小适中，瓤发红，外皮干净不沾泥，没有斑点的。

吃红薯一定要蒸熟煮透

因为红薯中的淀粉不经高温破坏，难以消化，还会出现腹胀、烧心、打嗝、反酸、排气等不适感，所以给孩子吃红薯时一定要蒸熟煮透。

这样搭配更健脾

红薯 + 胡萝卜 ⟶ 健脾暖胃

红薯 + 大米 ⟶ 补气益血、养胃

这样吃，对孩子脾胃好

红薯中的淀粉含量很高，可以作为主食食用，但是最好采用蒸、煮等方式，而不宜制成炸薯条、炸薯片等零食给孩子食用。否则不仅破坏原有的营养，还会引入大量的油脂和盐，对健康不利。

让孩子更爱吃的做法

红薯和酸奶搭配食用。红薯100克洗净，去皮，清水中略泡；红薯放入耐热容器中，加适量清水，包上保鲜膜，微波炉加热至熟；熟红薯碾成泥，放入碗中，晾凉后加入原味酸奶即可。

养好脾胃　孩子不积食　不生病

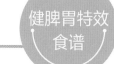

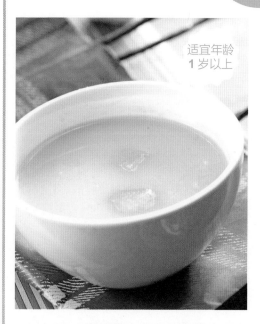

适宜年龄
1 岁以上

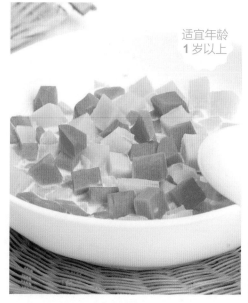

适宜年龄
1 岁以上

红薯玉米面粥

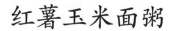

缓解便秘

材料： 玉米面 100 克，红薯 80 克。

做法：

1. 红薯洗净，去皮，切块，放入锅中，加适量水，大火煮沸，转小火熬煮。

2. 玉米面中加少量清水，搅匀后放入煮熟的红薯汤中，待汤煮沸即可。

功效：红薯和玉米面都含有丰富的膳食纤维，可以促进胃肠蠕动，有效缓解便秘。

此粥总耗时大概 20 分钟，红薯入锅的时候可以调和玉米面。

红薯拌南瓜

益胃肠

材料： 红薯 50 克，南瓜 25 克，配方奶 50 毫升。

做法：

1. 红薯洗净，去皮，切丁，沸水煮熟；南瓜洗净，去皮、子，切丁，煮软，捞出沥水。

2. 红薯丁、南瓜丁和配方奶放入碗中，搅匀即可。

功效：南瓜可养胃，红薯能促进食物消化，二者搭配食用，有益于孩子的肠胃功能。

第**9**章 常见的食物，可用于孩子补脾胃

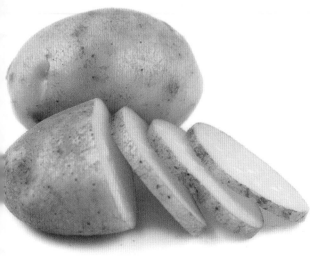

性味归经：性平，味甘；入胃、大肠经

食用年龄：1岁以上

哪些孩子不宜吃：腹胀者

土豆

补胃气，增加胃动力

土豆含有丰富的维生素及钙、钾等元素，且易于消化吸收，营养丰富，是孩子营养辅食的不二之选。

补益胃气的"地下水果"

土生土长的土豆很补胃土，补益胃气的功能突出，有"地下水果"之称。中医认为，土豆对调理孩子习惯性便秘很有益处。

好土豆的标准：个头中等偏大，表皮光滑

土豆以中等偏大，均匀，质地坚硬，表皮光滑，无损伤、热伤、冻伤的为佳。

土豆发芽、变绿不宜食用

土豆发芽、变绿及未成熟者，不要食用，因为这样的土豆均含过量龙葵碱，易引起中毒。

这样搭配更健脾

土豆 + 茄子 ⟶ 健脾开胃，促进胃肠蠕动

土豆 + 牛肉 ⟶ 健脾益胃，助消化

这样吃，对孩子脾胃好

土豆含有大量淀粉，可作为主食代替米、面食用，最好用蒸、煮、烤的方式。

让孩子更爱吃的做法

蛋黄土豆泥：一个熟蛋黄压成泥，将一个土豆煮熟去皮，压成泥；锅中放入土豆泥、蛋黄泥和温水，放火上稍煮开，搅拌均匀即可。可以润泽消化道，预防便秘。

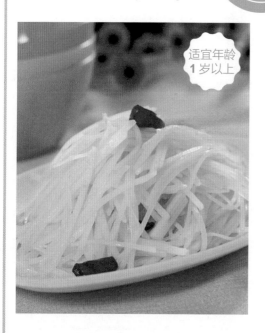

适宜年龄
1岁以上

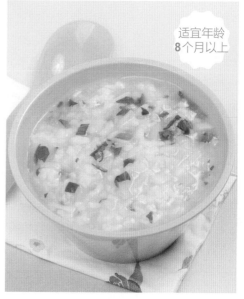

适宜年龄
8个月以上

醋溜土豆丝

健脾开胃，促进消化

材料： 土豆 300 克，葱丝、蒜末、盐各 4 克，醋 10 克。

做法：

1. 将土豆洗净，削皮切丝，浸泡 5 分钟。

2. 锅内倒油烧热，爆香葱丝、蒜末，倒土豆丝翻炒，烹醋，加盐继续翻炒至熟即可。

功效：该食谱可以促进孩子消化吸收，保护孩子脾胃。

油菜土豆粥

防治孩子习惯性便秘

材料： 大米 25 克，土豆、油菜各 10 克，洋葱 5 克，海带汤 80 毫升。

做法：

1. 大米洗净；土豆和洋葱去皮，洗净，切碎。

2. 将油菜洗净，用开水烫一下，捣碎菜叶部分。

3. 将大米和海带汤放入锅中大火煮开，转小火煮熟，再放土豆碎、洋葱碎、油菜叶末煮熟即可。

功效：该粥有健脾和胃、通利大便的功效，可调理孩子习惯性便秘。

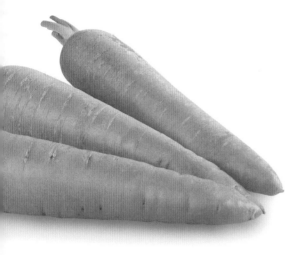

性味归经：性平，味甘；归脾、肝、肺经

食用年龄：6个月以上

哪些孩子不宜吃：肠胃不好的孩子不可生吃

胡萝卜

促进孩子脾胃消化

胡萝卜中含有的营养价值很丰富，被称为"小人参"。胡萝卜中含有非常多的胡萝卜素，胡萝卜素是维持人体健康不可缺少的营养物质，孩子经常吃胡萝卜可以起到健脾胃、提高免疫力的作用。

胡萝卜，健脾补血、帮助孩子消化成长

《本草纲目》记载胡萝卜"下气补中，利胸膈肠胃，安五脏，令人健食"。胡萝卜健脾消食的作用很好，可改善小儿因脾胃不和引起的厌食、积食。

胡萝卜中含有的胡萝卜素可在体内转化成维生素 A，是骨骼正常生长发育的必需物质，对促进婴幼儿发育有重要意义。

如何挑选新鲜的胡萝卜

1 橙红色，色泽鲜嫩，根茎粗大，匀称顺直，表面光滑，不开裂，无伤烂的为佳。新鲜的胡萝卜叶子呈淡绿色。

2 尽量选肉厚的胡萝卜，因为胡萝卜素的含量因部位不同而有所差别。

这样搭配更健脾

胡萝卜 + 木耳 → 润肠通便

胡萝卜 + 小米 → 帮助消化，促进吸收

这样吃，对孩子脾胃好

由于胡萝卜素主要存在于胡萝卜皮中，在食用胡萝卜时，最好带皮吃。

让孩子更爱吃的做法

把胡萝卜剁细，放在肉馅中做成丸子，或与其他剁碎的食材做成馅，包饺子或包了，隐藏在孩子喜欢吃的菜里面，孩子会非常爱吃。

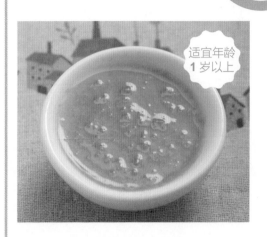

适宜年龄
1岁以上

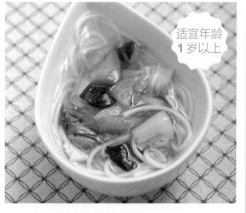

适宜年龄
1岁以上

胡萝卜羹

健脾、明目

材料： 胡萝卜1/2根，肉汤100毫升，黄油适量。

做法：

1. 胡萝卜去皮，洗净，放入蒸锅中蒸熟，捣碎，加入肉汤，倒入锅中同煮。

2. 胡萝卜熟烂后放入黄油，小火略煮即可。

功效：胡萝卜被称为"小人参"，有健脾和胃、补肝明目、清热解毒等功效。

小贴士

烹饪时，胡萝卜加热时间不宜过长，以免破坏胡萝卜素。

香菇胡萝卜面

呵护脾胃，改善积食

材料： 菜心100克，鲜面条50克，香菇、胡萝卜各20克，蒜片、植物油各适量，精盐少量。

做法：

1. 菜心洗净，切段；香菇洗净，切片；胡萝卜洗净，去皮，切片。

2. 锅内倒植物油，烧至五成热，爆香蒜片，放入胡萝卜片、香菇片、菜心段略炒，加足量清水大火烧开。

3. 将鲜面条用水冲洗，去掉外面的防黏淀粉，以保持汤汁清澈。

4. 将洗好的面条放入锅中煮熟，加精盐调味即可。

功效：胡萝卜可以补中益气、滋养脾胃，香菇可健脾胃、益气血。两者一起食用，可滋养脾胃，帮助孩子消化。

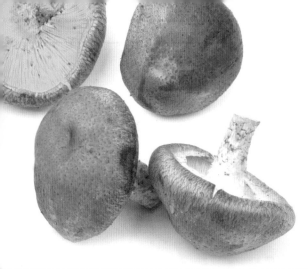

性味归经：性平，味甘；入胃、肝经

食用年龄：8个月以上

哪些孩子不宜吃：脾胃虚寒者

香菇

促消化，防便秘

香菇素有"山珍之王"之称，是高蛋白、低脂肪的营养保健食品，具有益气补虚、健脾胃的功效，还可以防治小儿便秘。

香菇可增进食欲

《本草求真》言香菇"大能益胃助食，及理小便不禁"。香菇味美清香，可口宜人，可增进食欲，促进消化，为孩子日常食用佳品。

好香菇的标准：菇伞肥厚，有香味

好的香菇体圆齐正、菇伞肥厚，微微发干而不易碎；用手指捏住菇伞，然后边松边闻，好的香菇会散发出独特的香味。

干香菇、鲜香菇做法不同

1 干香菇适合做汤，尤其适合炖鸡、炖肉等，烹调前应先用热水适度泡发，释放出鲜味物质，但不要浸泡太久，以免营养流失，做汤时泡香菇的水一起加入可提升香菇的香味。

2 鲜香菇可炒、煮汤、熬粥等，直接洗净烹调即可。

这样搭配更健脾

香菇 + 豆腐 → 温中补胃，益气养血

香菇 + 板栗 → 健脾开胃，补肾

让孩子更爱吃的做法

小米香菇粥：小米50克，香菇50克，先煮小米粥，取其汤液，再与香菇同煮为粥。该粥可开胃益气，适用于消化功能差的孩子食用。

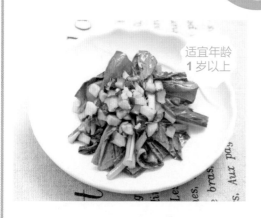

适宜年龄
1 岁以上

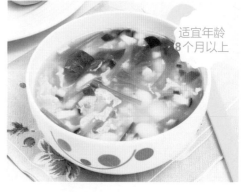

适宜年龄
8 个月以上

香菇菜心

提高免疫力、增强体质

材料： 鲜香菇 50 克，菜心 100 克，盐、姜末各适量。

做法：

1. 将香菇去蒂，洗净，切小块；将菜心洗净，切段。

2. 锅内倒油，烧热后下入姜末煸炒，再放入香菇块和菜心段翻炒，加盐调味，用大火爆炒 1 分钟即可。

功效：这道菜能够帮助孩子提高免疫力、增强体质，非常适合孩子食用。

香菇所含的多种水溶性维生素，长时间浸泡和烹煮会导致营养流失，因此烹饪时要注意把握时长。

香菇疙瘩汤

养脾胃、平哮喘

材料： 面粉 100 克，香菇 50 克，鸡蛋 1 个，虾仁、菠菜各 20 克，盐 2 克，高汤适量，香油少许。

做法：

1. 将虾仁去虾线，洗净，切碎；鸡蛋取蛋清，与面粉、适量清水和成面团，揉匀，擀成薄片，切成小丁，撒入少许面粉，搓成小球；将蛋黄打成蛋液；将菠菜洗净，焯水，切段；香菇洗净，去蒂，切丁。

2. 锅中放高汤、虾仁碎、面球煮熟，加蛋黄液、盐、香菇丁、菠菜段煮熟，最后淋香油即可。

功效：这款汤色彩丰富，味道鲜美，营养全面。香菇可健脾胃，益气补虚；菠菜和胡萝卜均富含胡萝卜素，可以保护呼吸道黏膜。

第
9
章

常见的食物，可用于孩子补脾胃

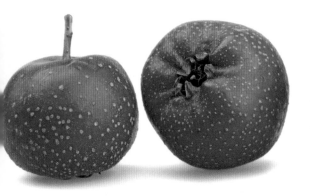

性味归经：性微温，味酸甘；入脾、胃、
　　　　　肝经

食用年龄：1.5 岁以上

哪些孩子不宜吃：胃酸分泌过多者、病
　　　　　　　　后体虚及患牙病者

山楂

健脾开胃，增进食欲

山楂是经常食用的开胃佳品。孩子时常吃点山楂，可以健脾助消化。

不起眼的小山楂，能让孩子胃口大开

山楂不仅是孩子喜欢的美味，还是开胃消食的良药。著名医学家李时珍说山楂"化饮食，消肉积"，山楂有消食化积的功效，能够帮助消化。又说，"凡脾弱食物不化，胸腹酸刺胀闷者，于每食后嚼二三枚，绝佳"。脾弱消化不好引起的腹胀，每次饭后吃 2~3 枚山楂，效果很好。经常吃山楂，可以调理孩子脾胃虚弱引起的消化不良、厌食等症。

如何挑选新鲜山楂和干山楂片

1 挑选新鲜山楂时，要仔细查看表面有无裂口、虫眼。新鲜山楂，颜色较红亮，果肉质地紧实，所以捏起来感觉较硬。

2 挑选干山楂片时要注意山楂片的形状，切片薄而大的质量好，厚而僵小的质量差。一般来说，皮色红艳、肉色嫩黄的较好。

这样搭配更健脾

山楂 + 红枣　　⟶　　消食化滞，补铁
山楂 + 糯米　　⟶　　消食化积

让孩子更爱吃的做法

将山楂制成果茶，更适合孩子饮用。取山楂 500 克洗净，去核；锅中加入适量清水，放入山楂，大火煮开后，小火煮至山楂软烂。盛出山楂，晾凉，倒入果汁机中打碎，放入冰箱封藏，饮用时加适量白糖即可。这款果茶可化解孩子体内的油腻物质。

养好脾胃　孩子不积食　不生病

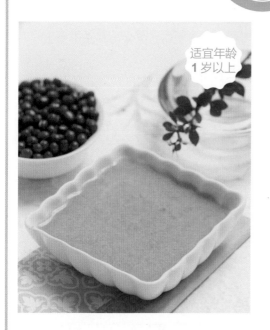

适宜年龄
1岁以上

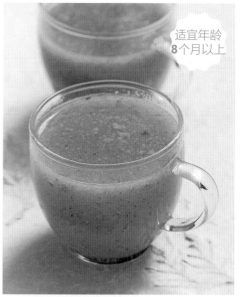

适宜年龄
8个月以上

红豆山楂米糊

健脾、助消化

材料： 红豆、大米各 50 克，山楂 10 克。

做法：

1. 将红豆洗净，浸泡 4 ~ 6 小时；将大米淘洗干净，浸泡 2 小时；将山楂洗净，浸泡半小时，去核。

2. 将全部食材倒入全自动豆浆机中，加水至上下水位线之间，按下"米糊"键，煮至豆浆机提示米糊做好即可。

功效：山楂富含膳食纤维，可促进肠蠕动；山楂还可以增加胃蛋白酶活性，所含的脂肪酶能促进脂肪分解，起到消积食、助消化作用。

山楂红枣汁

消食化滞、补铁

材料： 山楂、红枣各 100 克，冰糖适量。

做法：

1. 山楂、红枣分别洗净，去核，切碎。

2. 将山楂碎、红枣碎放入果汁机中搅打，打好后倒入杯中，加入冰糖，搅拌均匀即可。

功效：此汁有很好的消食化滞、补铁、促进食欲的作用，适合孩子饮用，可以预防贫血。

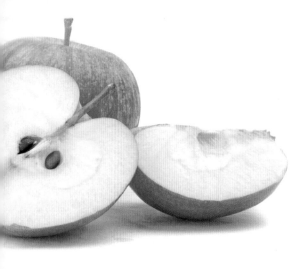

性味归经：性平，味甘酸；入脾、肺经

食用年龄：6个月以上

哪些孩子不宜吃：胃寒的孩子不宜生吃

苹果

健脾补气，养肠胃

苹果酸甜可口、营养丰富，营养价值和医疗价值都很高，被称为"全方位的健康水果""全科医生"。苹果具有补中益气、生津润肺的食疗功效。

脾胃虚弱孩子的好零食

苹果中的甘酸可以化生阴津，有助于生津止渴，那些因为胃阴不足造成的口渴烦躁、津伤口干的孩子，可以吃苹果来调理。对于脾胃虚弱的孩子，苹果是最好的水果选择，可以常吃。

新鲜苹果的标准：色泽美观，口感松脆

新鲜苹果应该结实、松脆、色泽美观，用指尖轻轻一敲，声音铿锵清脆的是好苹果。成熟苹果有一定的香味，质地紧密，易于储存。

这样搭配更健脾

苹果 + 红薯 —→ 通便排毒

苹果 + 樱桃 —→ 促进胃肠蠕动

这样吃，对孩子脾胃好

苹果可以蒸、煮、炖、煲汤，熟吃的苹果收敛作用更强，可以止泻。苹果也可以直接食用，生吃苹果预防便秘的作用更好，可以榨汁。苹果皮可能会有残留的农药，生吃最好削皮。

让孩子更爱吃的做法

红薯果泥：红薯、苹果洗净去皮，切成小丁。将切好的两种丁一起放入锅中。加适量冷水，大火煮开转小火继续煮30分钟。将煮好的红薯和苹果连汤汁一起倒入搅拌机，打成泥状即可。可以通便排毒，调理孩子便秘。

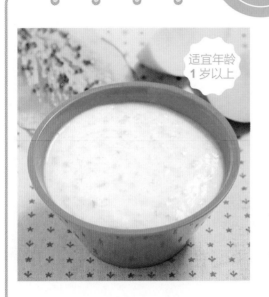

适宜年龄
1岁以上

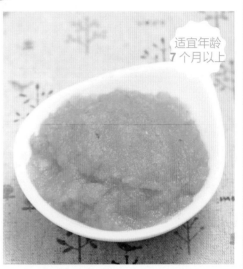

适宜年龄
7个月以上

苹果燕麦糊

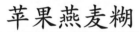

促进孩子生长发育

材料： 苹果 1/2 个，牛奶 250 毫升，燕麦片 20 克。

做法：

1. 苹果洗净，切小块。

2. 将苹果块、燕麦片、牛奶一起放入搅拌机中，打成糊状，微波炉稍热即可。

功效：苹果中有对孩子生长发育有益的膳食纤维和提高记忆力的锌元素；燕麦片能滋润皮肤，还可以避免肥胖。

小贴士

燕麦用辅食机搅拌后过筛，能去除大部分的膳食纤维，适合肠胃消化不好的孩子，而且口感也会更好。

苹果雪梨酱

清热润肺、促进消化

材料： 苹果、雪梨各 200 克，柠檬汁少许，麦芽糖、白糖、盐各适量。

做法：

1. 将苹果和雪梨分别洗净，去皮、核，切小块。

2. 锅内加水和柠檬汁，加入切好的苹果和雪梨，煮开。

3. 倒入适量麦芽糖，小火熬煮，注意搅拌；麦芽糖化开后，加入白糖、盐搅拌至浓稠即可。

功效：苹果营养丰富，富含维生素 C、果胶、铜等对人体有益的营养素；雪梨具有润肺功效。此果酱有促进消化、止咳化痰、防止便秘、提高孩子免疫力的功效。

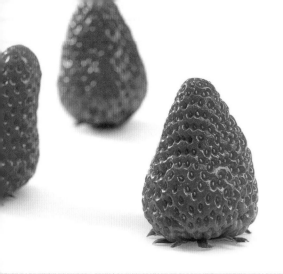

性味归经：性凉，味甘；入脾、肝经

食用年龄：1岁以上

哪些孩子不宜吃：痰湿内盛、肠滑便泻者

草莓

健脾生津

草莓营养价值丰富，被誉为"水果皇后"。孩子饭后吃几颗草莓，有助于健脾开胃生津。

草莓可健脾和胃，改善孩子便秘

中医认为，草莓有润肺生津、健脾和胃的功效。从营养学的角度来说，草莓中所含的果胶及纤维素，能促进胃肠蠕动、改善便秘。

挑选草莓的标准：鲜红均匀，色泽鲜亮

挑选草莓的时候应该尽量挑选全果鲜红均匀，色泽鲜亮，有光泽的。不宜选购未全红的果实或半红半青的果实。购买草莓的时候可以用手或纸轻拭草莓表面，如果手上或纸上粘了大量的红色，那就要小心了。

草莓好吃，但要把好"清洗关"

有效的清洗草莓的方法是：在冷水中加入1茶勺盐，搅匀，没过草莓，泡5分钟。再加入1汤匙淀粉，用手轻轻搅拌1分钟，再用流动的水冲干净即可。

这样搭配更健脾

草莓＋西瓜 ⟶ 开胃生津
草莓＋牛奶 ⟶ 改善便秘

让孩子更爱吃的做法

西瓜草莓汁：西瓜（去皮）150克，草莓100克，放入果汁机中，加入适量饮用水搅打，打好后调入白糖即可。此汁有健脾开胃的功效。

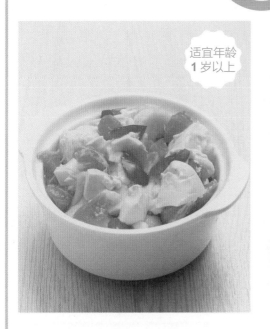

适宜年龄
1 岁以上

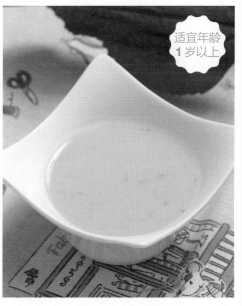

适宜年龄
1 岁以上

水果豆腐

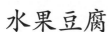
增强免疫力

材料： 嫩豆腐 30 克，草莓、番茄各 15 克，橘子瓣 3 个。

做法：

1. 嫩豆腐洗净，倒入开水锅中煮熟，捞出。

2. 草莓洗净，去蒂，切碎；橘子瓣切碎；番茄洗净，去皮、籽，切碎。

3. 将嫩豆腐、草莓碎、橘子碎、番茄碎放入碗中，拌匀即可。

功效：强健脾胃，增强孩子免疫力。

草莓牛奶

改善便秘

材料： 草莓 200 克，牛奶 150 毫升。

做法：

1. 草莓洗净，切小块。

2. 将草莓块和牛奶一起放入果汁机中搅打均匀即可。

功效：草莓可健脾开胃，牛奶可畅通肠道，两者合用可以改善孩子便秘。

第**9**章　常见的食物，可用于孩子补脾胃

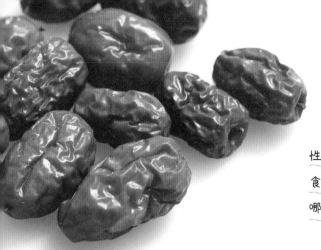

性味归经：性温，味甘；归脾、胃经

食用年龄：7个月以上

哪些孩子不宜吃：大便不顺畅的孩子

红枣

补脾补血的果中神品

红枣是水果中的"宝石"。它颜色通红，远远看去，就像一颗红宝石。而且大枣味道鲜美，营养价值也很高。新鲜的大枣维生素C含量很高，而干制的大枣含有丰富的糖分、蛋白质和微量元素，很适合孩子食用。

养脾胃、补气血，红枣效果佳

《名医别录》称红枣"补中益气，坚智强力，久服不饥，轻身长年"；民间有谚语："一日吃三枣，终生不显老。"为什么大枣有"轻身长年"的功效呢？这要从脾胃的功能说起。人的身体健康靠一身的气血，气血充沛，则身体健康；气血衰败，则容易生病，而气血由脾胃所产生，中医认为，脾胃为气血生化之源，红枣有补益脾胃的作用，对化生气血有帮助。

如何选购优质红枣

好的鲜枣应该皮色紫红，颗粒饱满且有光泽，说明成熟度和新鲜度都较高。如皮色青绿又没有光泽，则说明比较生，还没完全成熟。

鲜枣干枣吃法有讲究

1 鲜枣可当水果直接吃，口感脆甜但不好消化，家长一定要控制孩子的食用量，每天3~5颗就行。

2 干枣适合做各种汤、羹、粥，可强健孩子脾胃，促进消化。

这样搭配更健脾

红枣 + 粳米　　→　　健脾，补中益气

红枣 + 枸杞子　　→　　滋肾健脾，补血

让孩子更爱吃的做法

红枣泡水：将红枣炒黑，然后泡水给孩子喝。经过炒制的红枣，经开水一泡，表皮就裂开了，里面的营养成分就会渗出来，更利于孩子消化吸收。

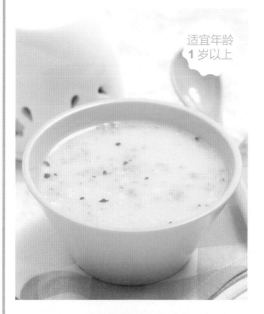

适宜年龄
1 岁以上

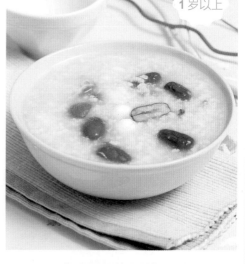

适宜年龄
1 岁以上

红枣核桃米糊

健脾益胃

材料： 大米 50 克，红枣 20 克，核桃仁 30 克。

做法：

1. 大米淘净，清水浸泡 2 小时；红枣洗净，用温水浸泡 30 分钟，去核。

2. 将食材倒入全自动豆浆机中，加水至上、下水位线之间，按"米糊"键，煮至米糊好即可。

功效：红枣可益气血、健脾胃，改善血液循环，对孩子贫血有不错的防治疗效；核桃仁则有补益健脑的作用。

山楂红枣莲子粥

健脾益胃，帮助消化

材料： 大米 80 克，红枣、莲子各 25 克，山楂肉 15 克。

做法：

1. 大米洗净，用水泡 30 分钟；红枣、莲子各洗净，红枣去核，莲子去心。

2. 锅置火上，倒入适量清水大火烧开，加大米、红枣和莲子烧沸，待莲子煮熟烂后放山楂肉，熬煮成粥即可。

功效：红枣和莲子都有健脾养胃的作用；山楂肉有消食健胃的作用。该粥可以温补孩子脾胃，帮助消化。

第**9**章 常见的食物，可用于孩子补脾胃

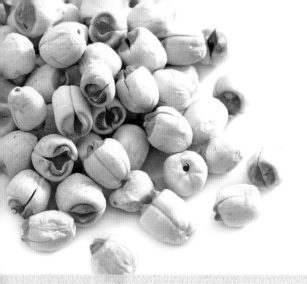

性味归经：性平，味甘、涩；入脾、肾、心经

食用年龄：8个月以上

哪些孩子不宜吃：感冒发热期间，便秘者慎食

莲子

健脾胃，睡得香

莲子是莲的果实，莲一身是宝，它的花、叶、根都具有食用和药用价值。莲子口感甜糯，非常可口。平时经常给孩子做一些加入莲子的菜肴，对调整孩子的食欲、睡眠都有好处。

莲子，养心健脾的上品

《神农本草经》将莲子奉为上品，称其可以"补中，养神益气力"。莲子里面还藏着一根细细的绿心，特别苦，却是去火的良药——莲子心。

优质莲子的标准：白中带黄，有淡香味

平时食用的一般都是干莲子，优质的干莲子颗粒饱满，没有虫蛀。不要选购特别白，而且颜色特别均匀的莲子，这种莲子很有可能经过漂白处理。真正天然的、上好的莲子，不会通体颜色统一，应该是白色中带点黄色。挑选莲子时，可以抓一把在手中闻一闻，品质好的莲子具有本身带有的淡香味，而漂白过的莲子会带有刺鼻的气味。

这样搭配更健脾

莲子 + 大枣 → 健脾补血，养心安神
莲子 + 猪肚 → 健脾养胃，增进食欲

这样吃，对孩子脾胃好

莲子干品，是煮粥、做甜点的好食材。如果有机会买到新鲜的莲蓬，可以尝一尝鲜莲子，口感脆嫩，十分好吃。平时经常给孩子做一些加入莲子的菜肴，对调整孩子的食欲、睡眠都有好处。

让孩子更爱吃的做法

大枣莲子汤：大枣 100 克洗净，去核；莲子 100 克洗净。锅中加适量清水，放入大枣、莲子，煮熟烂后，加冰糖调味。这款汤可以很好地宁心安神，对于睡眠不安的孩子很有益处。

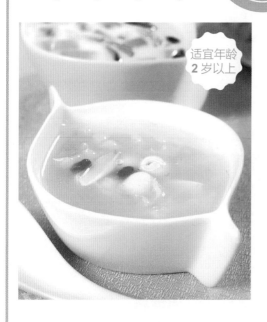

适宜年龄
2 岁以上

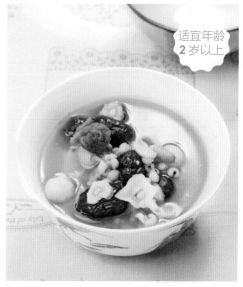

适宜年龄
2 岁以上

雪梨百合莲子汤

解燥润肺、安神滋补

材料： 雪梨 2 个，莲子 50 克，百合 10 克，枸杞子、冰糖各适量。

做法：

1. 将雪梨洗净，去皮、核，切块；将百合、莲子分别洗净，用水泡发，莲子去心；枸杞子洗净，备用。

2. 锅置火上，放适量水烧沸，放入雪梨块、百合、莲子、枸杞子、冰糖，大火烧开后转小火，煲约 1 小时即可。

功效：本汤中，雪梨有解燥之效，百合有润肺清凉的作用，莲子可以养心安神、滋补元气，因此该汤对肺燥、失眠、脾虚的孩子有很好的滋补效果。

桂圆莲子汤

润肺止咳、补气养血

材料： 桂圆 30 克，薏米 40 克，莲子、百合各 20 克，红枣 5 个，冰糖适量。

做法：

1. 将薏米洗净，放入清水中浸泡 3 小时；其他材料洗净待用。

2. 电饭煲中放入薏米、莲子、红枣、百合，然后加入适量清水，大火煮沸，转小火慢煮 1 小时，再加入桂圆煮 15 分钟，加入冰糖调味即可。

功效：桂圆性温味甘，可益心脾、补气血，具有良好的滋养补益作用。再配以清心的莲子，更让这款汤具有润肺止咳、养心安神的效果，有助于孩子睡眠。

第 **9** 章　常见的食物，可用于孩子补脾胃

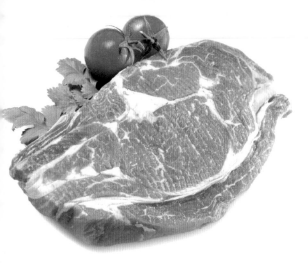

性味归经：性微温，味甘；归脾、胃经

食用年龄：8个月以上

哪些孩子不宜吃：皮肤病患儿

牛肉

温补脾胃，增强胃肠动力

牛肉蛋白质含量高而脂肪少，味道鲜美，有"肉中娇子"之称。牛肉是畜禽肉类含锌量最高的食物，且孩子生长必需的其他营养素含量也较丰富。

牛肉补气血，强壮孩子骨骼

牛肉性微温、味甘，有补中益气、强健筋骨的功效，可以滋养孩子脾胃，促进消化吸收。牛肉中脂肪含量低，蛋白质含量丰富，包含人体所有的必需氨基酸，对强壮孩子骨骼、促进孩子健康成长有很积极的作用。

如何辨别新鲜牛肉和变质牛肉

1 新鲜牛肉有光泽感，红色均匀，脂肪洁白或淡黄，外表微微发干或有风干膜，不粘手，弹性好。

2 变质牛肉外表粘手或极度干燥，用手指按一下，留有明显的压痕。

这样搭配更健脾

牛肉 + 土豆 $\longrightarrow$ 健脾养肌

牛肉 + 胡萝卜 $\longrightarrow$ 补益气血，促进消化

这样吃，对孩子脾胃好

牛肉不易熟烂，烹制时放点山楂、橘皮、茶叶，可以使其易烂入味，更有利于促进孩子消化吸收。

让孩子更爱吃的做法

煮牛肉：生牛肉200克切成薄片，葱适量切段，将豆瓣酱放入锅中，炒香，高汤倒入锅中，放入牛肉片、葱段，在锅中煮3分钟，加入调料，收汁即可。可健脾益肾，增强孩子食欲。

养好脾胃　孩子不积食　不生病

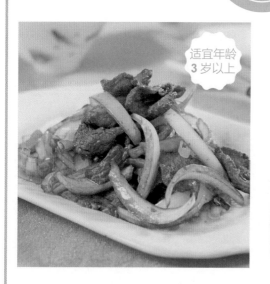

适宜年龄
3 岁以上

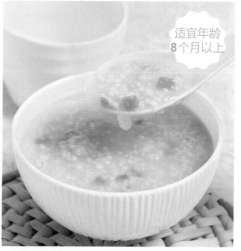

适宜年龄
8个月以上

洋葱炒牛肉

增强抗病力

材料： 洋葱丝150克，嫩牛肉60克，葱花、姜丝、蒜末、精盐、醋、水淀粉、料酒、鸡蛋清、植物油各适量。

做法：

1. 嫩牛肉洗净，切片，加入精盐、鸡蛋清和水淀粉拌匀上浆，冷藏1小时备用。

2. 锅中倒油，烧至六成热时放入上浆的牛肉，煸炒至熟，盛出。

3. 锅留底油烧热，爆香葱花、姜丝、蒜末，倒入洋葱丝，加入醋，煸香；放入牛肉，烹入料酒，加入精盐，炒匀即可。

功效：健脾益胃、帮助消化，提高机体抗病能力。

牛肉小米粥

补锌，健脾消食

材料： 小米30克，牛肉、胡萝卜各20克。

做法：

1. 小米洗净；牛肉洗净，切碎；胡萝卜洗净，去皮，切小丁。

2. 锅置火上，加适量清水烧沸，放入小米、牛肉碎、胡萝卜丁，大火煮沸后转小火煮至小米开花即可。

功效：牛肉中锌含量丰富，孩子常食可以提高食欲，强壮身体。

牛肉的纤维组织较粗，切的时候最好横切，这样将长纤维切断，不仅易熟，还易于消化。

第9章 常见的食物，可用于孩子补脾胃

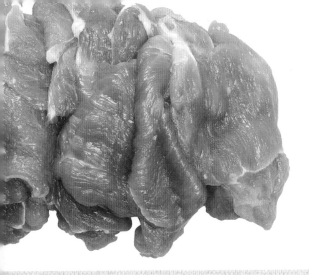

性味归经：性温，味甘；归脾、胃、肾经

食用年龄：1岁以上

哪些孩子不宜吃：发热、腹泻患儿

羊肉

暖脾胃，帮助消化

人们常说："要想长寿，常吃羊肉。"对于孩子来说，常吃羊肉脾胃不寒，能够预防脾胃虚寒引起的腹痛、腹泻。

羊肉可补肾暖脾，抵御寒冷

中医认为，羊肉能助阳气、补精血、益劳损、暖中胃，孩子适当吃些羊肉，可以抵御风寒，又可以补养脾胃。《本草从新》中记载羊肉能"开胃健力"，适用于因脾胃虚寒导致的反胃、身体瘦弱、胃寒等症状。

如何辨别新鲜羊肉和老羊肉

1. 新鲜羊肉鲜红均匀，有光泽，肉细，有弹性，外表略干，不粘手，气味新鲜。

2. 老羊肉的颜色深红、较暗，肉质较粗，纹理深。嫩羊肉颜色浅红，纹理细小，且富有弹性。

这样搭配更健脾

羊肉 + 红枣 ⟶ 补血，暖胃，强身

羊肉 + 白萝卜 ⟶ 补气养血

这样吃，对孩子脾胃好

1. 吃羊肉的同时，最好搭配吃些白菜、油菜、白萝卜等蔬菜，有助于羊肉更好地发挥其补益的功效，而且还能消除羊肉的燥热之性。

2. 秋冬进补时孩子可多吃一些羊肉。寒冬常吃羊肉可益气补虚，促进血液循环，增强孩子御寒能力。

3. 羊肉宜与生姜同食，生姜可去除羊肉的腥膻味，还有助于羊肉温阳驱寒。

让孩子更爱吃的做法

白萝卜羊肉蒸饺：将白萝卜切碎，和羊肉做成馅，制成蒸饺，给孩子食用，有健脾暖胃的功效。

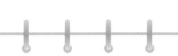

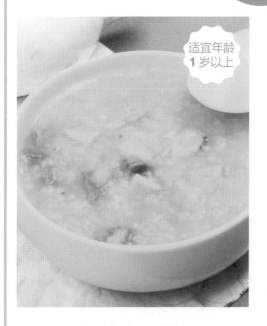

适宜年龄
1 岁以上

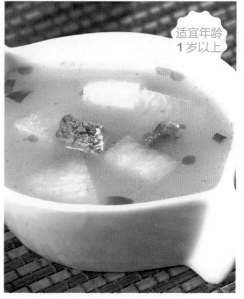

适宜年龄
1 岁以上

羊肉山药粥

温中暖下

材料: 瘦羊肉、山药各30克,大米50克,姜片3克,盐2克。

做法:

1. 羊肉洗净,切成小丁;山药去皮,切丁;大米淘洗干净。

2. 将切好的羊肉和山药放入锅内,加入大米、姜片、适量水煮成粥。

3. 取出姜片,加入盐调味即可。

功效:此粥有益气补虚、温中暖下的作用,对孩子的胃肠有很好的补益效果,可减少孩子流涎的发生。

羊肉萝卜汤

暖养脾胃

材料: 羊肉200克,白萝卜50克,姜、蒜、盐各适量。

做法:

1. 羊肉洗净切块,用沸水焯一下,断生,去血沫;萝卜切块。

2. 过好水的羊肉放入汤煲中,加适量清水,入姜、蒜,大火煮开后放入萝卜块,小火炖30分钟,加盐调味即可。

功效:羊肉可健脾暖胃,白萝卜有补肺益气的功效。两者一起煲汤可以补中气、滋阴润肺。

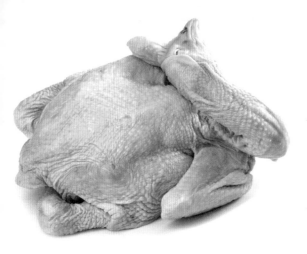

性味归经：性温，味甘；归脾、胃经

食用年龄：1岁以上

哪些孩子不宜吃：有皮肤病的孩子

鸡肉

健脾胃益五脏的"羽族之首"

鸡肉蛋白质含量高于猪肉、羊肉，脂肪含量则低于猪肉、羊肉，且多为不饱和脂肪酸，故列为"禽肉之首""营养之源"。鸡肉要比其他肉类嫩，而且营养高、容易被吸收利用。鸡肉还可补气血、调阴阳。

增强体力、强壮孩子身体的佳品

中医认为，鸡肉有温中益气、补虚填精、健脾胃、强筋骨等功用，对孩子营养不良、畏寒怕冷有很好的食疗作用。

鸡肉含有对人体生长发育有重要作用的磷脂，经常食用可改善儿童营养不良症。

新鲜鸡肉的标准：有光泽，无特殊气味

新鲜鸡肉呈干净的粉红色，有光泽，无特殊气味。

鸡身上的各个部位都有功效

鸡内金：小火炒熟碾成粉末，可调理肠胃疾病。

鸡蛋：可镇心、安五脏，止惊安胎。

这样搭配更健脾

鸡肉 + 香菇　　→　　健脾强体

鸡肉 + 糯米　　→　　温中补脾

这样吃，对孩子脾胃好

鸡肉适合煮、炖等烹调方式，有利于养护孩子脾胃，促进消化吸收。

让孩子更爱吃的做法

鸡蓉汤：鸡胸肉100克洗净，剁碎，斩成鸡肉蓉，放入碗中拌匀；鸡汤300毫升倒入锅中，大火烧开。将调匀的鸡肉蓉慢慢倒入锅中，用勺子搅开，待煮开后，撒入香菜调匀即可。该汤可以促进孩子脾胃吸收，提高免疫力。

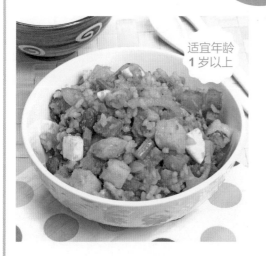

适宜年龄
1 岁以上

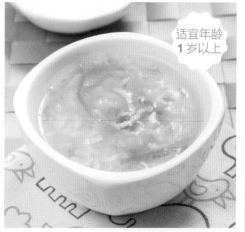

适宜年龄
1 岁以上

菠萝鸡饭

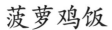

促进发育

材料： 熟鸡腿肉 150 克，芹菜、胡萝卜、洋葱各 20 克，菠萝 50 克，炸面包丁、炸花生米、煮鸡蛋各 20 克，米饭 150 克，葱段、胡椒粉、姜黄粉、番茄酱、盐各适量。

做法：

1. 将米饭、葱段、姜黄粉放入锅中同炒；芹菜、洋葱洗净，切丁；菠萝、胡萝卜洗净，去皮，切丁；煮鸡蛋、鸡腿肉切丁。将菠萝丁、炸面包丁、炸花生米、煮鸡蛋丁掺入米饭中。

2. 锅内倒适量油烧热，加洋葱丁略炒，再加入番茄酱、盐、胡椒粉、胡萝卜丁、熟鸡腿肉丁、芹菜丁炒匀，加入拌过的米饭炒匀即可。

胡萝卜西芹鸡肉粥

促进食欲

材料： 大米 80 克，胡萝卜、鸡肉各 50 克，西芹 20 克，盐、香油各 1 克。

做法：

1. 大米淘洗干净；胡萝卜洗净，去皮切丝；西芹洗净，切成末；鸡肉洗净切丝。

2. 锅中放油，油热后放入胡萝卜丝和西芹末翻炒，然后倒入鸡丝炒至发白后盛出。

3. 另起锅，锅中加适量清水，倒入大米，大火煮沸后转小火慢熬，煮至米粥熟烂后加入做法 2 中炒好的菜，再次煮开时加盐和香油调味即可。

功效：可保护孩子的视力、促进消化，从而改善因消化不良而引起的食欲不振。

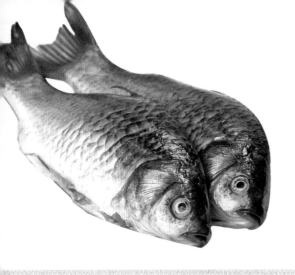

性味归经：性温，味甘；入脾、胃、
大肠经

食用年龄：2 岁以上

哪些孩子不宜吃：感冒发热者

鲫鱼

诸鱼属火，唯鲫鱼属土补脾

民间有"鱼生火"的说法，但鲫鱼是个例外。据《本草纲目》记载："诸鱼属火，唯鲫鱼属土，故能养胃。"因为脾也属土，所以鲫鱼能够补养孩子的脾胃。

鲫鱼，帮助孩子消化吸收

鲫鱼含优质蛋白质，易消化吸收，经常食用可补充营养，增强抗病能力，适合孩子食用。

优质鲫鱼的标准：好动、反应敏捷、各部位无伤残

选购鲫鱼尽量挑选产自江、湖或江湖支流的活水鱼，人工养殖的鲫鱼味道较差。优质活鲫鱼好动、反应敏捷、游动自如，体表有一层透明的黏液，各部位无伤残。

如何去除鲫鱼的腥味

鲜鱼剖开洗净，在牛奶中泡片刻既可除腥，又能增加鲜味。

这样搭配更健脾

鲫鱼 + 豆腐 ——→ 健脾补肾

鲫鱼 + 萝卜丝 ——→ 补脾化痰

这样吃，对孩子脾胃好

1 鲫鱼清蒸或做汤营养效果最佳，若经煎炸，食疗功效会大打折扣。

2 鲫鱼与陈皮一起食用，可以起到温中散寒、补脾开胃的功效，适宜食欲缺乏的孩子进食。

让孩子更爱吃的做法

鲫鱼可蒸或红烧，清蒸或煮汤营养效果最好，鲫鱼和豆腐搭配炖汤是比较常用的做法。

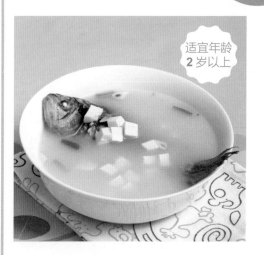

适宜年龄
2 岁以上

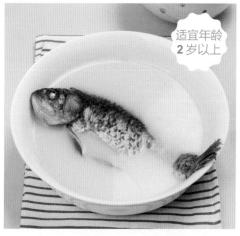

适宜年龄
2 岁以上

鲫鱼豆腐汤

补钙、养血

材料： 鲫鱼 1 条，豆腐 150 克，香菜段、姜片、盐、香油各适量。

做法：

1. 将豆腐洗净，切成小块，用盐水浸渍 5 分钟，沥干备用。

2. 将鲫鱼宰杀，处理干净，在鱼身两面各划三刀，沥干水分。

3. 锅置火上，倒入植物油烧热，爆香姜片，放入鲫鱼，待鱼两面煎黄后加适量水，大火烧开后转小火炖 25 分钟，再放入豆腐块，加盐调味，撒上香菜段，淋香油即可。

功效：鲫鱼具有很好的健脾胃作用，配食豆腐，益气养血、健脾宽中，可促进孩子消化，增强补钙效果。

鲫鱼姜汤

增进食欲

材料： 鲫鱼 250 克，生姜 30 克，橘皮 10 克，胡椒、葱末、精盐各适量。

做法：

1. 将鲫鱼去鳞、鳃和内脏，洗净；将姜洗净，切片，与橘皮、胡椒一起用纱布包好，塞入鱼腹内。

2. 锅内加适量水，放入处理好的鲫鱼，小火炖熟，加精盐、葱末调味即可。

功效：鲫鱼可健脾补中，促进孩子消化吸收；生姜有暖胃的效果。两者一起炖汤，可健脾暖胃，增强食欲。

孩子不宜多吃的食物清单

蛋糕

蛋糕是高热量、高脂肪的食品，孩子长期食用会引起肥胖。

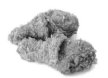

油炸食品

油炸食品热量很高，孩子长期食用会引起肥胖。

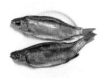

咸鱼

10岁前经常吃咸鱼，成年后患癌症的危险性比一般人高30倍。

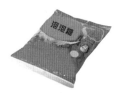

泡泡糖

其中的塑化剂含有微毒，其代谢物苯酚对人体有害。

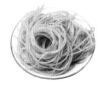

粉丝

常吃粉丝会发生铝中毒，导致孩子行为异常、智力下降、免疫力下降、反应迟钝、骨骼生长受阻等。

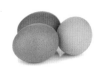

鸡蛋

吃多容易造成营养过剩，还能增加胃肠、肝、肾的负担，引起功能失调。每天不宜超过2个。

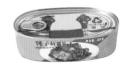

罐头

罐头食品多数采用焊锡封口，焊条中的铅含量颇高，孩子长期食用可能会引起铅中毒。罐头食品一般含钠量高，多食还可能导致血压升高。

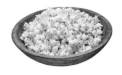

爆米花

爆米花含铅量很高，儿童常吃多吃易出现慢性铅中毒症状，造成食欲下降、腹泻、烦躁、牙龈发紫、生长发育迟缓。

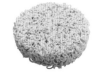

方便面

方便面含有对人体不利的食用色素和防腐剂等，易造成儿童营养失调。

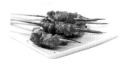

烧烤

儿童常吃羊肉串等烧烤食物，会使致癌物质在体内积蓄，从而使成年后发生癌症的概率增加。

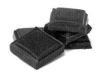

巧克力

食用过多会使中枢神经处于异常兴奋状态，产生焦虑不安、心跳加快的症状，还会影响食欲。

碳酸饮料

碳酸饮料摄入过量不但会影响体内钙的吸收，还可能影响中枢神经系统，儿童不宜多喝。

第10章

按按捏捏不生病，推拿健脾胜过吃药

睡前是给孩子做推拿的良机

睡前是孩子保健养生的最好时机。入睡前，孩子洗完澡和爸爸妈妈在床上玩，这时候妈妈可以轻轻握住孩子的手，在孩子手上捏捏揉揉，在肚子上按按捏捏。而爸爸可以在旁边为孩子讲故事，唱儿歌，逗孩子开心地笑。在这个过程中，既能提高孩子的体质，又能享受家庭的温馨气氛，缓解孩子身体不适。

睡前捏一捏，孩子睡觉香

良好的睡眠是保证孩子体格及神经发育的必要条件。妈妈睡前给孩子捏一捏，能更好地促进孩子血液循环，有效缓解孩子活动一天后的疲劳，使孩子全身放松。同时，也能达到安神定志、消食导滞的作用。在妈妈双手的呵护下，孩子可以安心入睡，夜晚啼哭频率减少，睡得快、睡得香。

推拿无副作用、很安全，父母不用担心

有些父母认为孩子皮肤娇嫩、骨节柔软，不敢推拿，就怕一按一捏伤着孩子。其实，推拿手法一般很安全。小儿推拿是绿色自然疗法。轻柔的手法只会促进孩子神经系统的发育，不会对孩子的机体产生副作用。家长在实际操作过程中只要注意手法轻柔、用力适中，就不会伤害孩子的身体。

白天没空，睡前推拿，增进亲子感情

职场妈妈由于工作忙、时间紧，白天抽不出时间来给孩子做推拿，可在晚上睡觉前给孩子按按捏捏，不仅能帮助孩子预防疾病及增强抵抗力，同时也能增进妈妈与孩子之间的感情，是一种很好的亲子互动。

孩子好动不配合，可睡着后再捏

有的孩子生性好动，不喜欢被固定，不喜欢在身上揉捏。这时妈妈不要焦虑，可以等孩子睡着了再推拿。孩子在睡着后做推拿，妈妈要注意以下几点。

1.应在饭后或喂奶后30分钟再进行。

2.推拿后30分钟内不宜喂奶，以防溢奶。

3.推拿手法要轻柔，以不影响孩子正常睡眠为好。

怎样快速找准孩子的穴位

穴位是腧穴的俗称，又称气穴，"腧"通"输"，有传输的意思，穴即空隙。

穴位推拿可以调和脏腑、疏通经络、平衡阴阳、促进气血畅通，从而保证身体健康。取穴的方法很多，以被推拿者的手指为标准来取穴的方法，称为"手指同身寸取穴法"。因个人手指的长度和宽度与其他部位存在一定的比例，所以可用被推拿者本人的手指来测量定穴。一般来说，手指同身寸取穴法是常用的、简便的取穴方法。

小儿推拿常用取穴方法如下。

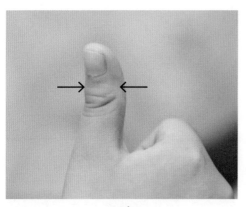

1寸

被推拿者用拇指指关节的横度作为 1 寸

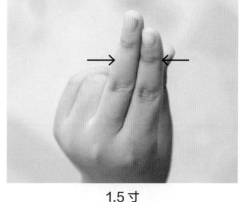

1.5寸

以被推拿者食指和中指并指的横度作为 1.5 寸

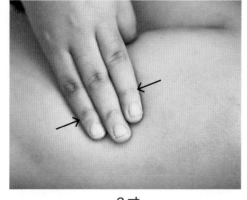

2寸

以被推拿者食指、中指和无名指并指的横度作为 2 寸

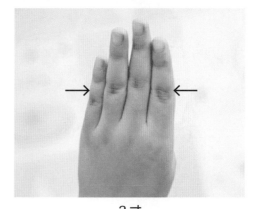

3寸

又称"一夫法"。是被推拿者将食指、中指、无名指、小指并拢，以中指中节横纹处为准，四指横度作为 3 寸

给孩子做推拿前，要做好准备

室温要适宜

室内要保持空气流通、环境优雅，温度要保持在一定范围内，以防孩子着凉。推拿时室温最好控制在20℃左右。而且，推拿时不要给孩子脱光衣服。夏天，温度过高的时候，大部分家庭都会选择开空调，许多父母就担心，空调房里能否做推拿，或者吹电风扇时能否推拿。其实，在相对恒温的室内，避开风口，推拿是没问题的。

父母要修剪指甲

为了避免划伤孩子皮肤，父母需要把指甲修剪得短并圆润一些。有一个孩子的妈妈给孩子捏脊3周了，孩子还说后背痛。这种情况很少见，通常，孩子的经络都很通畅，当生病时会明显疼痛，但一般推拿1周就会改善。后来我发现，她指甲一直没有修剪到位。所以，每次都是指甲掐到孩子的肉。给孩子做推拿时，可以先在成人身上试试力度，以免将孩子弄疼。

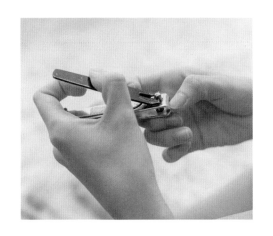

哪些情况下宜做推拿

在孩子体质虚弱时，包括消瘦、营养不良、胆怯体弱等，疾病前期或疾病潜伏期、亚健康状态，推拿可预防疾病的发生；在易感时段、易感环境，做推拿可预防疾病的发生；季节交替或气候异常情况下，推拿可增强免疫力；学习紧张期，推拿可舒缓学习压力；疾病状态下，推拿有利于康复；病愈后，推拿有利于减少复发。

脾经：强健孩子脾胃，补气血

提到孩子脾虚，家长都会想办法为孩子补脾。孩子能够接受的调理方法，其中一个是食补，另一个就是推拿疗法了。相比较食补而言，推拿更简单易操作。仅用一双手，随时随地可以进行。

给孩子补脾，在拇指上做推拿就可以

孩子的拇指对应脾经，家长常给孩子推拿拇指，称为推脾经。推脾经又分为补脾经和清脾经。补脾经可以增进孩子食欲，清脾经能够改善孩子因消化不良造成的积食。

脾经的精准定位

拇指桡侧面，指尖到指根成一直线。

补脾经，改善孩子消化

通过在孩子的拇指上做推拿，可以补脾经，给孩子补脾气、助运化，对于平时身体素质比较好的孩子，能起到保健作用；而对于消化功能不佳的孩子，不仅能增强体质，还可以改善厌食、乏力等症状。

补脾经的方法：用拇指指腹从孩子拇指指尖向指根方向直推脾经100～200次。

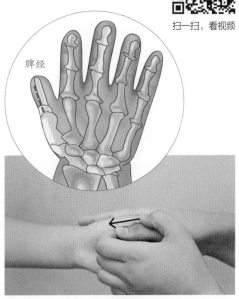

补脾经

清脾经，解决孩子积食、长口疮问题

如果孩子出现积食、长口疮等问题，用清脾经的方法能起到独特的效果。

清脾经的方法：用拇指指腹从孩子拇指指根向指尖方向直推脾经100～200次。

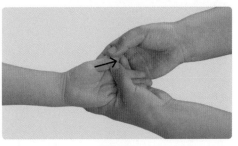

清脾经

第10章 按按捏捏不生病，推拿健脾胜过吃药

胃经：孩子随身携带的"消食药"

脾胃功能的好坏对孩子的身体健康是很重要的。孩子脾胃功能发育不完全，很容易受到损伤，容易受到积食、便秘、腹泻等症状的困扰，这时可推孩子拇指上的胃经。

推胃经，调理消化系统疾病

"胃经"穴名出自清·熊应雄所著的《小儿推拿广意》，在小儿推拿临床应用非常广泛，主要用于治疗消化系统疾病，如泄泻、恶心呕吐、便秘、厌食、积滞、口臭、牙痛等症，也可用于治疗其他疾病伴有胃肠道症状者。

扫一扫，看视频

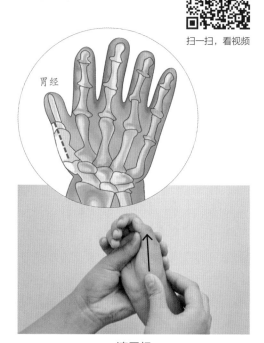

胃经的精准定位

第一掌骨桡侧缘。

清胃经，和胃泻火

对于孩子胃气上逆引起的呕吐，胃火上炎引起的便秘、口臭等，可以用清胃经的方法，能和胃降逆，泻胃火，除烦止渴。

清胃经的方法：用拇指指腹从孩子大鱼际外侧缘掌根处直推向拇指指根100~200次。

清胃经

补胃经，健脾补虚

对于孩子脾胃虚弱引起的积食、厌食，需要健脾助运的方法。

补胃经的方法：用拇指指腹从孩子拇指指根推向孩子大鱼际外侧缘掌根处，推100~200次。

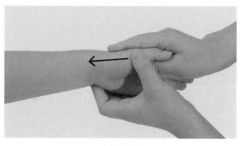

补胃经

板门：开胃口，吃饭香

孩子吃饭不香、消化不好，这是许多家长面临的棘手问题。遇到这些情况，可以按揉孩子的板门穴调理，让孩子吃饭变香。按揉板门穴有助于消食化滞。

板门，脾胃之门

板门被称为脾胃之门，几乎所有消化系统疾病都可以找板门调理。推拿板门，通常有揉、推两种方法，每种方法都有不同的调理效果。

板门的精准定位

大鱼际部或拇指本节 0.5 寸处。

扫一扫，看视频

揉板门，调理孩子不想吃饭、腹胀

因为孩子脾常不足，积食是常有的事情，爸爸妈妈可以时常给孩子揉一揉板门，对脾胃的保健效果很好，而且没有副作用。如果孩子不想吃饭、腹胀，更要好好揉板门。

揉板门的方法：用中指指腹揉孩子大鱼际，力度不要太重，每次揉 3 分钟，每日 1 次。揉法适用于日常保健和一般的消食化积。

推板门，止呕止泻效果佳

如果横推板门，依据方向不同，还有止泻或止呕的作用。

推板门的方法：用拇指指腹从孩子的大鱼际推向腕横纹，用于止泻；用拇指指腹从孩子的腕横纹推向大鱼际，用于止呕。每次推 80～100 下。

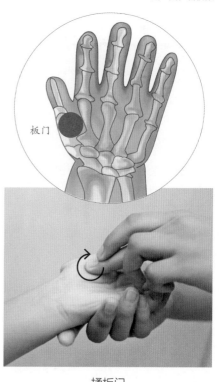

板门

揉板门

四横纹：消积化痰，调和气血

孩子积食了，手上有一个调理积食的特效穴位——四横纹。四横纹具有消食导滞的功效。经常按一按，孩子不容易因积食引起发热。

四横纹，小儿食积的特效穴

四横纹，出自《小儿按摩经》。其记载"推四横纹，和上下之气血，人事瘦弱，奶乳不思，手足常掣，头偏左右，肠胃湿热……"，现在应用与其记载大体相同，多用于调理小儿食积积滞、厌食等症。

扫一扫，看视频

四横纹的精准定位

食指、中指、无名指、小指掌侧近端指关节处。

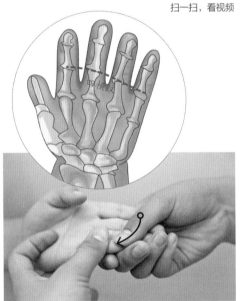

推四横纹，行气消胀

推四横纹能调中行气、消胀，可调理脾虚积食引起的腹胀、便秘。

推四横纹的方法：将孩子左手四指并拢，以拇指指端桡侧面着力，从食指横纹滑向小指横纹，操作100次。

推四横纹

掐四横纹，清热除烦

掐四指横纹能退热除烦，可调理孩子积食引起的发热。

掐四横纹的方法：用拇指指甲分别掐揉四横纹各5次，称掐四横纹。

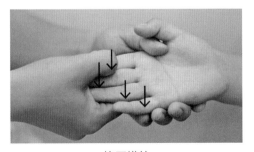

掐四横纹

三关：补虚散寒，温补肺气

冬春季节交替时，感冒的孩子就会很多。这通常是孩子肺气不固导致的，需要给孩子固护肺气，从而抵御自然界的寒气。给孩子推三关，温补散寒的效果非常好，可以说，相当于调治风寒感冒的药，每天给孩子推拿三关穴，有利于预防感冒。

三关，温补脾肺两脏

三关可补一切阳气虚弱，对孩子薄弱的脾、肺两脏有很好的温补作用，很适合平时脾肺气虚的孩子。

三关的精准定位

三关位于前臂桡侧，阳池至曲池成一直线。

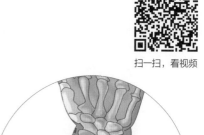

扫一扫，看视频

冬春两季推三关，祛除孩子体内寒气

在冬春两季给孩子推三关，可以帮助孩子祛除体内的寒气，抵御外界寒邪入侵。如果孩子有晨起咳嗽、流清鼻涕的表现，一般是夜里受寒所致，这时给孩子推三关，效果很好。

另外，三关有发汗的作用，当孩子因为风寒感冒发热时，推三关是最合适的，不仅可以散寒，还能够发汗退热。

推三关的方法：家长一手握住孩子的手，另一手用拇指桡侧或食、中二指指腹从腕横纹（手腕）向上推，直到肘横纹（肘窝），推3~5分钟。

一定要注意：方向必须是从下（腕）向上（肘），千万不能相反，也不能来回推。

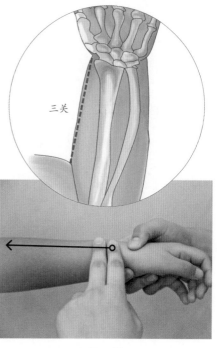

推三关

内八卦：调理脾胃，防咳喘

孩子手心有一个能够平衡阴阳的重要穴位，那就是内八卦。内八卦是一个圆形的穴位，在这一圆圈中，包含了八卦的八个方位，这八个方位的作用各有不同。不过，现在一般是顺时针或逆时针转圈按摩，不再讲究各个位点的具体作用。按摩八卦穴有健脾益胃、帮助消化、防咳喘的作用。

内八卦，开胸利气、祛痰化积

按摩内八卦对很多孩子都存在的脾胃不和有调理作用。内八卦理气作用较强，有利于肺脏的呼吸功能，平时给孩子按摩一下内八卦，不仅可以化痰，而且对轻微的咳嗽、气喘也有好处。

扫一扫，看视频

内八卦的精准定位

手掌面，以掌心（内劳宫）为圆心，从圆心到中指指根横纹的2/3为半径所做的圆。

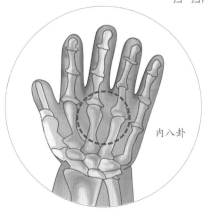

内八卦

运内八卦，脾胃和，不咳喘

运内八卦，有顺气化痰、平衡阴阳的功效。主要调理孩子气逆胸闷、呕吐、容易咳喘等问题。

运内八卦的方法：沿逆时针方向运，称逆运内八卦；沿顺时针方向运，称顺运八卦。平时做保健按摩时，顺运、逆运各1分钟。如果孩子有轻微咳嗽、咳痰、气喘、腹胀等症状，则以顺运为主。

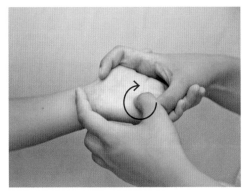

顺运内八卦

中脘：消食和中，健脾胃

中脘穴是孩子体内的"万能胃药"。因为孩子身体里的六腑之气都汇集在中脘穴，它既是胃的募穴，又是八会穴的腑会，和胆、三焦、小肠、大肠的关系都很密切。而中脘穴又正好位于膈以下、脐以上的中焦部位，和脾胃所在之处不谋而合。所以，凡是和脾胃有关的疾病一般能用它来调理。

脾胃运化失调，按揉中脘就有效

孩子引起脾胃病的原因有很多，大部分是由于饮食不节，还有一部分是因为先天脾胃虚弱，导致脾胃运化功能失调，使得乳食停滞在中脘，气机阻滞不行，需要消食导滞、健脾和胃。按摩中脘穴可宽胸理气，强健脾胃促消化。

扫一扫，看视频

中脘穴的精准定位

肚脐上4寸，即剑突下至脐连线的中点。

揉中脘，促进孩子消化吸收

揉中脘可健脾和胃，消食止胀，调理孩子胃痛、腹胀、呕吐等。

揉中脘的方法：用中指或拇指按揉中脘3~5分钟。

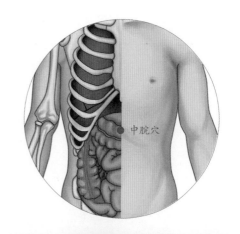

中脘穴

第10章

按按捏捏不生病，推拿健脾胜过吃药

专家答疑

问　孩子晚上吃饭比较多，然后睡觉不安宁，可以借助穴位推拿来调理吗？

答　中医讲"胃不和则卧不安"，睡前按揉中脘穴2～3分钟，可以和胃降逆，让孩子睡得更加安稳。有时间的话，最好每天早晚各做1次。

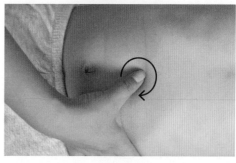

揉中脘

神阙：消食化积，增强体质

在许多人的回忆里，吃饱后，睡觉前，妈妈温暖的手在自己的肚子上揉一下，都是很温暖、舒服的体验。孩子长大后，也会不自觉地给自己揉肚子。我们为什么都喜欢揉肚子？因为肚脐本身就是一个穴位，而揉肚子的小举动，有很强的健脾胃意义。

神阙，固本培元、增强小儿体质的要穴

神阙穴就是肚脐，把手掌贴在孩子的肚脐上揉一揉，不但会使孩子很舒服，还能促进身体、智力发育，让孩子更强壮、更聪明。

神阙穴的精准定位

神阙穴位于肚脐正中。

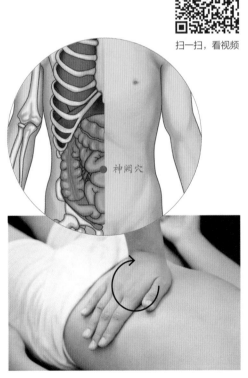

扫一扫，看视频

按揉神阙，可以消积泻浊、缓解腹胀

按揉神阙穴有消积泻浊的作用，可以缓解腹胀、腹痛等症状，这就是肚子难受，揉一下就舒服了的医学原理。平时给孩子按摩，并不拘于肚脐，可以扩展到整个腹部，称为摩腹。摩腹有很好地调理肠道作用，对促进消化很有益处。

按揉神阙穴的方法：先把手掌搓热，贴在孩子肚脐上，轻轻揉一揉，稍稍带动皮肤即可，速度不要太快，每分钟30下，每次揉3分钟即可。

按揉神阙穴

捏脊：促进发育，提高抵抗力

孩子在逐渐长大的过程上，需要妈妈的抚摩，也需要与妈妈交流。每天早晨用3~5分钟为孩子捏捏脊，会给孩子的身体、心理带来很大的好处。

捏脊可调理脏腑功能，促进孩子生长

捏脊是指顺着脊柱两侧提捏背部的皮肤。人体背部正中为督脉，督脉两侧为足太阳膀胱经的循行路线。督脉和膀胱经是人体抵御外邪的第一道防线。捏脊，可以疏通经络，调理脏腑功能，尤其是对胃肠功能有很好的调节作用。

脊柱的精准定位

后背正中，整个脊柱，从大椎至长强成一直线。

扫一扫，看视频

经常捏脊，强身健体、能防病

经常捏脊，能促进孩子生长发育，强身健体，预防多种疾病。捏脊方法简单，也不需要工具，在家就能操作。操作时让孩子趴在床上，用食、中二指自下而上提捏孩子脊旁 1.5 寸处。捏脊通常捏 3~5 遍，每捏三下将背脊皮肤提一下，称为捏三提一法。

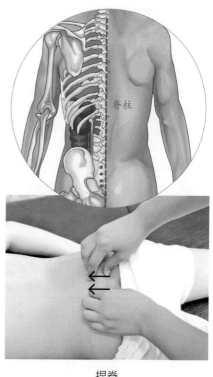

脊柱

捏脊

专家答疑

问 给孩子捏脊时，需要注意什么？

答 1. 捏脊的走向一定是从下到上，不能反过来，也不能来回操作。
2. 操作时捏起皮肤的多少和提拿力度要适当，以能轻松顺利推进为度。推拿的速度要快而流利，向前推进时，要走直线，不能歪斜。

足三里：健脾胃，强壮身体

足三里是有名的强壮穴，对孩子的成长有很好的补益作用。中医有"要使小儿安，三里水不干"的说法，本来是指用化脓灸法对孩子的足三里穴进行艾灸，达到祛病健身的目的。平时在家，常给孩子按揉足三里穴，同样也能取得健身防病的效果。

"肚腹三里留"

《四总穴歌》中有一句话"肚腹三里留"，如果孩子有消化不良的早期症状，如不想吃饭、腹胀、恶心，按一按足三里，改善胃口的效果就很好。

足三里的精准定位

足三里穴位于外膝眼下3寸，胫骨旁开1寸处。可以让孩子站立，弯腰，把同侧的手掌张开，虎口围住膝盖外缘，四指直指向下，食指按在胫骨上，中指尖所指的位置就是足三里。

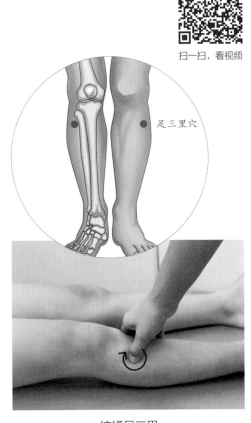

扫一扫，看视频

足三里穴

按揉足三里，健脾胃，长高个

按揉足三里有补益脾胃、健胃消食、强壮身体的作用，尤其适合脾胃虚弱的孩子做日常保健，对于发育不良、营养不良、感冒、虚喘等病症有很好的预防治疗效果。

按揉足三里的方法：用拇指指腹按揉两侧的足三里穴，每侧按揉100～200次。如果是日常保健，按揉的力度可以轻柔一些；如果孩子有积食症状，按揉的力量要稍重一些，时间也可以适当长一些。

按揉足三里

养好脾胃 孩子不积食 不生病

孩子的穴位和大人不一样

虽然小儿推拿的原理和成人推拿原理一样，都是以刺激穴位、疏通经络作为治病保健的基础。

但是，小儿推拿还有它的特殊性，即除常用的十四经穴和经外奇穴与成人相同外，大多数为小儿推拿特定穴。这些穴位形态呈"点""线""面"状，多分布在肘关节以下和头面部，并以两手居多。

儿童的五个手指分别对应脾、肝、心、肺、肾

小儿推拿中孩子的5根手指分别与脾、肝、心、肺、肾密切相连，推拿5根手指有调理五脏的效果。5根手指对应的顺序分别是：拇指对应脾经——家长常给孩子推拇指，可以增进孩子食欲；食指对应肝经——家长常给孩子推食指，可以清泻孩子体内多余的肝火；中指对应心经——按揉孩子中指，有宁心安神、促进睡眠的功效；无名指对应肺经——轻揉孩子无名指，可以培补肺气，使孩子不被感冒、咳嗽盯上；小指对应肾经——按捏孩子小指，能够补肾强体，让孩子身体结实。

儿童穴位不仅有点状的，还有线状、面状的

这些特定穴位分布在全身各处，既有穴位点，也有随经络走向呈现出线状结构的，还有随着身体区域性反应而呈现出片状的。如一窝风、二扇门、小天心等都是点状的；三关、天河水、六腑、攒竹等都是线状的；腹部、板门、胁肋都是面状的。

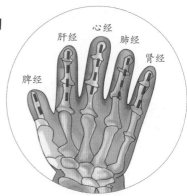

成人推拿的攒竹穴，儿童叫"天门"

有的穴位在应用方面和成人推拿有相同的地方，比如关元、太阳、人中、足三里等穴。也有与成人推拿截然不同的地方，比如成人的攒竹穴，儿童称为"天门"。用拇指从两眉正中推向前发际，称为开天门。

给孩子做推拿，别用大人推拿手法

小儿推拿有利于提高孩子的免疫力和抵抗力，可以帮助其预防疾病。不过需要注意的是，大人的推拿手法和小孩的推拿手法还是有一定区别的。

大人做推拿，需要一定的力度才有好效果

大人做推拿，需要一定的力度才会有好效果，其手法大多是以捏、压、按、推、搓、拿、揉等为主。关节部位还要用到扳法、摇法和拉伸法。为何大人推拿要用一定力度呢？因为大人的皮肤、肌肉、脏腑已经成熟，相对比较厚实、强壮，所以用力才会有作用。而孩子的皮肤经络发育还没有健全，脏腑还娇嫩，全身都很娇弱，不小心或推拿手法不对很容易使孩子受伤。

小儿推拿动作要轻柔

给孩子做推拿，动作要轻柔，并且适当放慢，一般以揉、捏、推、搓为主。一般手法以拇指朝内，其余四指朝外，手掌分开成八字形，沿着直线慢慢下推。推拿顺序可以由肩颈部从上往下走，也可从尾椎开始从下往上走至肩颈部，尽量使用揉法、捏法。点状穴用指揉法，可用指腹来揉；线状穴、面状穴可用掌心和掌根来揉。

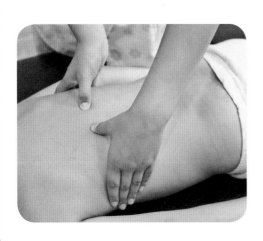

小贴士

给孩子做推拿的手法要比大人复杂，主要是控制好力度。推拿时先给孩子抹上润肤油，避免大人的手搓伤孩子娇嫩的皮肤。冬天给孩子推拿腹部时，最好先将双手搓热。

第11章

忧虑过多伤脾胃，养脾需要好心情

孩子压力大会脾虚、不长个

现实生活中，很多家长对孩子的关心往往只体现在"物质"上，对孩子精神层面的关心却十分少。许多家长会说，小孩子哪有那么多心理问题，吃好喝好就足够了。这样说有些太武断了，随着孩子的成长，思想也越来越复杂，心理因素对健康的影响也越来越大。

孩子情绪不好，就会引起脾胃系统出毛病

中医理论认为，五脏、五行、情志是对应的。其中，脾胃属土，脾主思。思虑过多，会使脾胃受损。家长的严格管教和学习方面的压力，都会使孩子思虑重重。临床上不少孩子脾胃不好，就是焦虑、压力、紧张造成的。

临床医案

孩子上学压力大，导致吃饭不香

一次，有位家长带着 9 岁的男孩来向我咨询问题。家长问我："孩子怎么不长个、胃口不好、显得特别瘦？"我问家长："孩子平时上学压力很大吧？"家长说："特别大，经常作业写到深夜。"我认为，这就是孩子负担过重，导致情绪不畅，气血紊乱，伤到了脾胃，所以孩子就胃口不好，也不爱长个。

要少给孩子压力，多关照孩子的情绪

现在许多孩子脾胃不好就是压力大、情绪不佳造成的。有的孩子在吃饭的时候生气，就会胃痛，这实际上就是情绪失常引起了脾胃系统的病变。这说明脾胃和情绪密切相关。

培养孩子时，如果你给孩子过多压力，让他焦虑、紧张，那么孩子的脾胃系统就会失常，失常以后身体吸收营养物质的能力就会下降，生长、发育就易出问题，引发各种疾病，因为脾胃没法吸收食物的营养物质了，它正气不足，就容易导致抵抗力不足，就容易生病。所以，家长要真正把孩子的身体健康放在第一位。如果只想把学习搞上去，不顾孩子的压力，那么他的情绪、身体出了问题后，可能连普通的水平都跟不上，那就是很可悲的事情了。

养好脾胃 孩子不积食 不生病

注意孩子的情绪变化，
多给孩子"解心宽"

许多消化不良、积食、厌食的孩子，家长都很焦急，往往都在关心给孩子用什么药能够快速见效，还关心有没有食疗方，关注点都是在吃这方面。其实，有许多时候孩子的脾胃问题不仅仅是吃饭引起的，还和"心病"有关。

许多"心病"积存在心里，就会影响脾胃功能

许多时候，孩子的脾胃问题都是"心病"引起的。孩子有什么担心的事、想不开的事，长期在内心积存，会影响脾胃功能，进而出现食欲缺乏、消化不良的症状。

心病还需心药医

如果不把孩子的心理负担去除，吃再多药、饮食再注意也没有效果。如果家长能多了解自己的孩子，让孩子将心事说出来，把心结打开，也许不用吃药，胃口自然就好了。

平时与孩子接触最多的是父母，孩子有什么情绪变化，只要足够细心，父母都能够发现。要和孩子坐下来谈一下，倾听孩子的心声，多为孩子着想，帮助孩子找到解决问题的方法，消除孩子的顾虑。

孩子不愿意和家长说话，往往都是家长造成的

有不少家长说，孩子不愿意和自己说话。其实，这都是家长自己造成的，没有哪个孩子天生就不愿意搭理家长。对孩子来讲，父母都是自己的保护神，都愿意和父母交流。如果发现孩子不爱理自己，那应该是忽略了孩子的需求，孩子才会变得对家长不信任。这时，只要多些耐心，多和孩子真诚交流，孩子就能敞开心胸和家长沟通。

孩子为什么脾气特别大：阴虚火旺

有的孩子脾气特别大、特别闹，家长可能以为这是孩子性格问题，殊不知很可能是孩子身体状态不佳引起的。

阴虚体质的孩子容易发脾气

阴虚就会生内热，体内有虚火，人就会烦躁，就爱生气。现在许多孩子喜欢吃肉，所以阴虚的情况比较多，他们晚上睡觉爱出汗，平常也脾气大、心烦、手脚心热、大便干燥等，这些症状都是阴虚的表现。还有，这类孩子舌头红、舌苔薄、嘴唇鲜红，这些往往也是阴虚的症状。孩子出现了这些症状，家长就要想办法给他滋阴，这样孩子慢慢脾气就好了，火气就会降下来。

阴虚火旺是怎么回事

许多孩子脾气很大，是身体阴虚火旺导致的。所谓阴虚火旺，就是在阴虚的时候，因为津液不足，滋润的力量不够，显得阳气过剩，这时并不是热真的有多余的情形，而是相比较而言，阴少了，阳就显得多余。这时的火是虚火，比如，阴虚的人会出现咽喉干燥、想喝凉水、眼睛干热、手脚心热等一系列热症，但是这些热都是虚热，是主滋润的津液不足造成的，所以这时的"火旺"是相对而言的，并没有真的火能够去除，而是需要滋补阴津。把阴精养足了，虚火就会降下来。

木耳红枣羹，滋阴补虚孩子脾气好

黑木耳药性缓和，可以滋阴润肺，又可提高免疫力；红枣可健脾养血。这两种食材，再加些冰糖，滋阴生津的效果好。

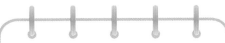

木耳红枣羹
滋阴补虚

材料： 黑木耳、红枣各15克，冰糖6克。

做法：

1. 将黑木耳、红枣放入锅中，加入冰糖。用水约1碗半，泡20分钟。
2. 煮开约半小时，最后煮成半碗。

用法：分2~3次服用。

孩子想太多，就容易吃饭不香

中医认为，五脏与七情相对应。其中，与脾对应的情志是思，如果孩子思虑过度，则会对脾功能造成损伤，最常见的就是引起吃饭不香、消化不良、积食等。

很瘦弱的孩子，往往心思过重

我们都有过这样的体会：当心里惦念一件事的时候，总感觉茶饭不思，这就是"忧思伤脾"的表现。孩子也如此，很瘦弱的孩子，往往心思比较重，平时想得太多，以致于孩子脾胃功能不佳，吃饭少。还有许多孩子，一到考试就吃不下饭，这是心理负担影响脾胃功能造成的。

山药大枣莲子粥，养脾解烦恼

山药可健脾胃，止腹泻；红枣能补脾和胃，益气生精；莲子能补脾胃，补养心气。将三种食材搭配大米一起做成粥，可缓解孩子因思虑导致的脾虚。

山药大枣莲子粥

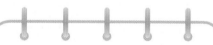

健脾胃，止腹泻

材料： 山药 100 克，去核红枣 50 克，大米 50 克，莲子 10 克，冰糖 10 克。

做法：

1. 山药去皮，泡在滴有白醋的水中。

2. 红枣、莲子洗净；大米用水冲净沥干。

3. 所有材料加入清水，入锅中煮熟，最后放入冰糖至融化即可。

用法：早晚服用，每日 1 剂。
功效：益气健脾，养心止泻。

千万不要在饭桌上教训孩子

有一些家长特别喜欢在饭桌上批评教育孩子。吃饭的时候教训孩子，会影响孩子的情绪，结果，既起不到教育效果，还会给孩子带来巨大的心理压力，不利于孩子的身体成长。

饭桌上批评孩子，会使孩子情绪压抑、食欲不振

孩子的食欲受心情影响比较大，心情愉悦时，自然胃口比较好，吃得也多；心情压抑时，便"食不甘味"，没心思吃饭。

许多家长平时工作忙，没有太多时间陪孩子，一天也就吃饭时全家能在一起。家长们出发点是好的，想着能在轻松的进餐氛围中教育一下孩子，可是聊天的内容主要是"这次考多少分""你怎么不懂得好好学习"……在这种情况下，孩子就没有吃饭的欲望。而且时间一久，孩子就会将"吃饭"和"挨批评"联系一起，思虑过久便会伤脾，变得对吃饭比较排斥，严重者还会导致厌食。

饭桌上教训孩子，会使孩子消化不良

孩子在饭桌上遭到批评，心情糟糕时，为了逃避压抑的饭桌环境，匆匆吃几口就离开了。这种情形下，孩子不能像往常一样细嚼慢咽，甚至连口汤都不喝，肯定影响消化吸收。有时候，家长训斥孩子太过严厉，直接就将孩子教训哭了。孩子一边抽泣、一边吃饭，容易将小骨头、鱼刺等卡在嗓子里。

饭桌上可培养孩子的参与意识

饭前让孩子去分发筷子、勺子，饭后让孩子帮忙撤盘子、抹桌子……这些力所能及的小家务孩子完全可以胜任。通过参与家务，慢慢培养孩子的家庭责任感。

饭桌上，让孩子学习进餐礼仪

一个孩子的家庭教养和人品，往往在餐桌上能够得到体现。

所以，家长们一定要将进餐的礼仪告诉孩子：主动帮长辈摆碗筷；等长辈入座自己再座；不许把好吃的菜拉到自己面前；夹菜的时候不许满盘乱翻；尝过的东西不能再放到盘子里等。

不要让孩子宅在家里

有不少的孩子，平时总喜欢在家里看动画片、玩各种玩具，哪都不想去。其实这样做对身体有害无利。

不要做"电视儿童""手机儿童"

经常喜欢在家里玩手机、看电视的孩子，往往都不注意姿势，他们经常窝在床上或者沙发上，眼睛距离屏幕很近，一动不动。如果家长不管，孩子能持续玩几个小时。这样，不仅对孩子的视力有很大伤害，使孩子过早地戴上眼镜，对身体其他器官也有不良的影响。

孩子宅在家里，脾胃消化功能会受影响

孩子长时间在家里宅着，脾胃的消化功能会受到很大影响。久坐不动，加上窝在沙发里看电视、手机的姿势，使胃受到压迫，不利于消化，容易引起消化不良、积食。另外，颈椎会有问题。孩子身体稚嫩，容易受损伤，长期一个姿势玩游戏，很容易造成颈椎劳损，引起头晕、背痛、手麻等颈椎病症状。最后，因为在室内待着，接触的空气、阳光都不够，也不利于孩子骨骼、肺部发育，并且容易感冒。

多让孩子与土地接触

中医认为，脾脏属土，土的位置在身体中央。古人是很崇尚"土"的，因为粮食、蔬菜、瓜果都是长在土地上的。可以说，离开了土地，人类就没法生存。多让孩子与土接触，就是与大自然接触，这不仅对孩子的身体有好处，对孩子的性情也很有益处。

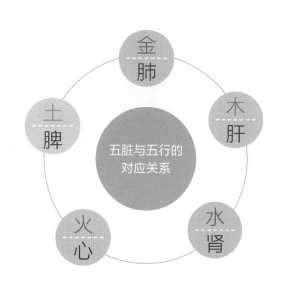

五脏与五行的对应关系

金肺　木肝　土脾　水肾　火心

让孩子出门走走，多与大自然接触

要鼓励孩子多与大自然接触，最好在周末带孩子到郊外转一转，呼吸新鲜空气。不要总是想着让孩子上各种兴趣班，与大自然接触，对孩子也是一种陶冶。

带孩子到野外走走、玩玩，让孩子了解自然、热爱自然，多呼吸新鲜空气。让孩子在阳光下跑跑步，出出汗，把体内的湿邪排一下。

另外，去野外游玩，还能帮孩子开阔眼界，多接触大自然，多认识一些花鸟虫鱼，孩子的心情就会变好，见识也会越来越广，有益于身心发展。

适合孩子的户外活动

1 ▸ **放风筝**
带孩子一起放风筝，可以促进孩子周身血液循环，让孩子肺气畅通。

2 ▸ **丢沙包**
和孩子一起玩丢沙包的游戏，可以使孩子性情开朗，增强融入感。

3 ▸ **登山**
大自然是一个天然的氧吧，而登山是与大自然亲密接触的最有效方式之一。经常登山，有利于孩子精神的放松。

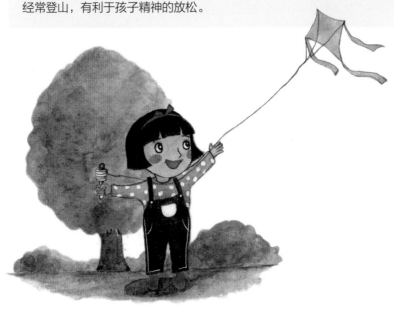

孩子叛逆，缺乏耐性怎么办

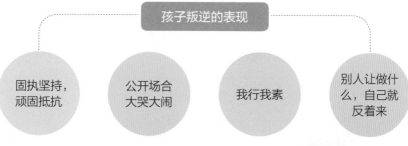

孩子叛逆的表现

- 固执坚持，顽固抵抗
- 公开场合大哭大闹
- 我行我素
- 别人让做什么，自己就反着来

孩子叛逆，父母的安抚最重要

冷处理。当爸妈看到孩子开始出现逆反心理，情绪很激动时，首先要控制好自己的情绪，不要硬来，否则只会火上浇油。正确选择就是冷处理，放任孩子的任性不理睬。当孩子开始用大哭这种形式考验爸妈时，爸妈就要狠下心，等孩子哭完了，平静下来再教育。

温暖法

爸妈要理解、关心、鼓励和信任孩子，多与孩子沟通，做他的朋友，发现孩子有进步，就要及时给予肯定和表扬。

心理安抚法

平时要主动帮助孩子客观了解自我，克服孩子认知上的主观性和片面性，培

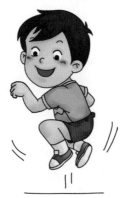

养其良好情绪，锻炼其意志，增强其自我控制能力，最终促进孩子心理健康良性发展。

刺激法

妥善利用孩子争强好胜的心理，利用他们逆反心理来激发他们自身的能力。比如有意识地说："你不会自己穿衣服，是不是？"等，来刺激他向正面积极的方向选择。

和孩子交心，让孩子变开心

在许多家长印象中，孩子都是无忧无虑、快乐成长的，好像不会有什么烦恼的事情。其实不然，孩子虽然小，但他们也有喜怒哀乐。

家长不仅要关心孩子的物质需求，
还要关心孩子的精神需求

家长们对孩子的物质生活都很关心：每天怎么吃，怎么穿，家长都会计较，但对于孩子的精神世界往往关心不够。

认真些的家长，有时会问问孩子在幼儿园、学校发生了什么事情，但一般也是听一下，不往心里去。或者只关心与学习相关的事，其他事就不关心了。这样不被家长关心的孩子，要想健康快乐地成长，多么难啊。

家长要学会让孩子从困难中走出来

孩子在成长的过程中总会遇到一些困难、挫折，孩子的心情也会受到影响。所以，家长要及时引导孩子，让他从暂时的困难中走出来，消除不良情绪的影响。这样，孩子不仅能在挫折中积累经验、吸取教训，不断成长，心理也会越来越健全。

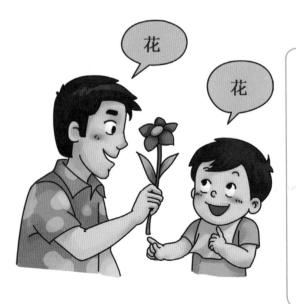

花

花

小贴士

孩子说悄悄话有什么学问？

孩子有隐私，也有秘密。有些秘密，让他一直憋在心里不是好事，所以家长一旦有所察觉，就要尽力帮他解决、疏导，睡觉前是最佳的时机，因为脱了衣服钻进被窝的孩子，就卸下了自己的心理防线，更容易和家长说内心的困扰。所以，如果觉得孩子最近的情绪不对劲，可以在孩子躺下后，坐在床边，和孩子谈谈心，试着给他一些暗示，帮助其渡过难关。